天下文化

BELIEVE IN READING

BGH195

神經外科的黑色喜劇

增訂版

When the Air Hits Your Brain:
Tales of Neurosurgery

法蘭克 · 佛杜錫克 Frank T. Vertosick, Jr., M.D. / 著
吳程遠 / 譯　　魏志鵬醫師 / 審訂

神經外科的黑色喜劇

目錄

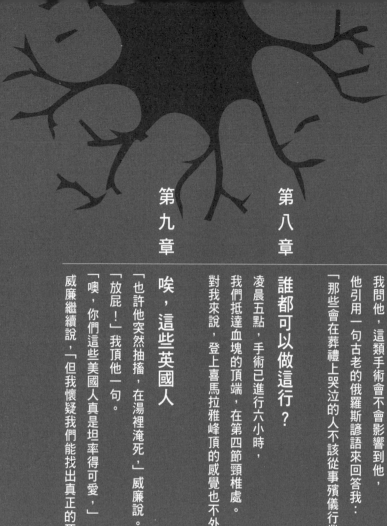

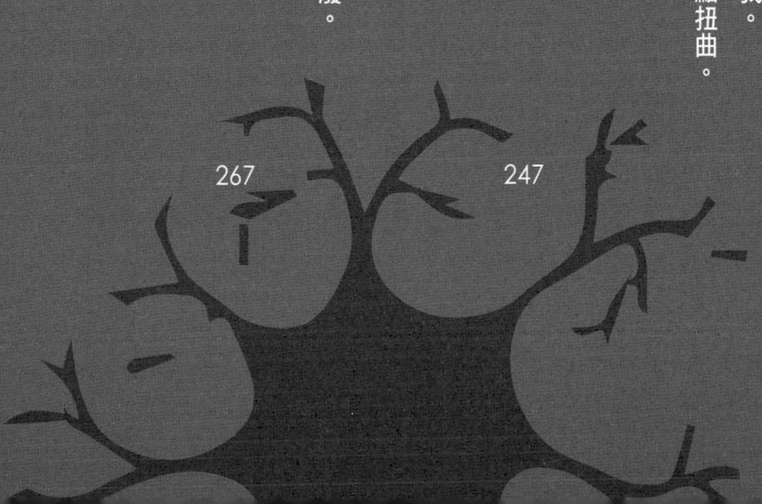

審訂者的話

我以當神經外科醫生為榮

魏志鵬

腦動脈瘤手術是養成一位神經外科醫師的里程碑，當我成功地夾住了一個脹紅欲破的動脈瘤時，其成就感與心情不是任何東西可交換的。即使醒過來的病人或焦急的家屬都不清楚我在開刀房所做的努力，我也不會在乎，因為內心的快樂與滿足已經足夠。

我曾想做個試驗，把心電圖接到主刀醫師的胸腔，當他夾動脈瘤時，便可監測其心跳，從他的心跳快慢來分析那種動脈瘤對那位主刀醫師造成的壓力或困難度有多大，同時外科醫師也可以自我評估，開刀的功力是否更進一步。回想當年剛升主治醫師，獨自去夾動脈瘤，夾住的那一剎那，自己的心跳不需要聽診器便清晰可聞，唉！初戀的心跳也不過如此。

佛杜錫克醫師相當真實生動地將神經外科專業的培訓過程描述下來。

遊戲規則一，當開顱的那一刻，空氣輕撫您的腦子，您可能就不再是原來的您囉。
規則二，只有別人主刀才有小刀，只要是你自己主刀，都是大刀。
規則三，只要病人還活著，外科醫師總有可能把他開得更糟。
規則四，看病人一眼比打一千通電話有效。
規則五，下刀前親自檢查，病人對不對，動刀部位左右對不對，X光符不符合，否則不但有挨告之虞，更愧對病人。

這些警語，就算對從事了十幾年神經外科的我，還是金科玉律。

常有人問，守在鬼門關的我們，如何面對病人的死亡？我想請他們去讀第七章〈不再在葬禮上哭泣〉，神經外科醫師的冷血變態心理學血淋淋地呈現，讓我們專家也汗顏。但請再讀第十一章〈我害死了查爾斯〉，作者從冷血蛻化成救人的熱情，因為命在旦夕的病人所期待的是一位冷靜手巧的醫師，在此時刻，一位善於慰藉傷痛內省感傷的醫師，恐怕幫不上忙，生死終究只在一線間。

現代神經外科學三十年來突飛猛進，引進顯微手術，放射線診斷技術不斷地突破，包括電腦斷層攝影、磁共振掃描等，使得神經外科已成為當代文明重要的成就之一。人是自然的一部分，有如其他動物一般，然而人之異於動物者，唯中樞神經腦子而已，應可預期下一個世紀將有更多的心力物力投入神經科學的研究；可是就算下一個千禧年已接近尾聲，我相信腦子的神秘未知之處依然存在。人仍然有別於動物，人倫依舊，神經外科的最高教條，保護腦子，將不會改變，而這項專業工作也將不會終止。

我十分感激教導我的神經外科老師，十六年前我踏進外科，經歷了六年的神經外科專科訓練，佛杜錫克醫師的訓練內容與過程，我幾乎完全體驗過，甚至我也被我的老師安排到倫敦同一家醫院受訓三個月。台灣真的進步了，各個專業都努力嘗試迎頭趕上。

倘若讓我再做一次選擇，我仍會選神經外科，我真的以當神經外科醫師為榮。

前言
一個傲氣比天高的行業

神經外科或腦外科這個行業，可以說是個傲氣十足的行業。

天文學家研究天上的星體，但從來無法摘下星星來觸摸。研究基本粒子的物理學家，靠著巨型加速器將原子轟擊打碎，粒子通過雲霧室的煙霧，留下上帝的痕跡，但物理學家也從未親眼看過那些粒子，沒法伸手到質子裡頭，試試看碰觸到夸克的滋味。分子生物學家呢，嘴裡歌頌著雙螺旋，但基因終究是個十分抽象的東西，肉眼是絕對看不到的。這些科學家必須接受、滿足於大自然在實驗儀器或照片上留下來的朦朧影子。神經外科醫師就完全不一樣了。對他們來說，創世紀以來最大的謎團，全藏在幾磅油油膩膩的血肉裡。而只有神經外科醫師，膽敢在數小時內，試圖讓五十億年的演化更上層樓。

人類的腦袋。在上千億個神經細胞內，儲存著各種電子資訊，多如恆河沙數。靈魂的織錦，穿插在腦袋的神經細線裡，精巧、從未受到侵犯的腦袋悠哉游哉地漂浮在骨頭造成的保險櫃裡，是鑲嵌在生物學頂上皇冠的寶石。

是什麼因素導致猿猴和人類之間的智慧差距？導致窩在樹上以及走在月球上這樣大的分別？腦袋究竟是上帝賜予的恩典呢？抑或只是由一兆顆 DNA 骰子組成、純靠碰運氣的大賭局？

這些問題的答案，藏在科學與神學之間的灰色地帶裡。關於腦子，我們確定知道的只有一件事實：它並不是刀槍不入的。古早以前某個不幸的直立猿人從高崖上掉下來，發生人類歷史上第一宗頭部創傷的意外事件時，大家就學會一件事：兩耳之間流出粉紅色濕濕黏黏的東西所代表的，是生命的脆弱。從前，外科醫師認為腦部是神聖不可侵犯，不是他們能力所能救治的。甚至到了十九世紀，當勇敢的外科醫師做出各種嘗試時——包括修補還在跳動的心臟——神經系統還好像是遙不可及。而當某些巫師下令將病人頭殼打開，讓裡頭的惡魔離開時，連這些巫師都曉得，打破腦袋的保護罩，就等於讓病人暴露在感染、流血及昏迷的危險當中。

＊　＊　＊

有些時候早上醒過來時，我會有點迷惘：我是如何當上神經外科醫師的？前一天我還是個窮大學生，拚命掀開沙發墊子找尋遺落的銅板好去買包薯條充飢；突然發現自己整隻手掌都埋在別人的頭殼裡！而在這兩者之間所發生的事呢，只剩下一片模糊，記不清楚。

許多人大概都有種錯誤的觀念，以為外科醫師從小受到感召，立志要走這條路。但至少，我在長大的過程裡，就從沒打算要當腦科醫師。唔，我承認小時候我有玩過一個人頭的模型玩具——但當玩具的眼球跌下來滾到餐桌下面時，我嚇得趕緊將整個玩具都扔了。也許我早該視這為不祥預兆，但老天！我沒這麼做，於是，我就成為今天的我了。

是什麼吸引大家走進醫學這一行？對某一些人來說，這是小時候碰到人生挫折後的反彈；也許小學時在校園裡經常被人欺負，或者念中學時從來交不到男女朋友等等。對其他人來說，是穩定又豐厚的收入。至於我，則是由於隨便亂逛，逛到這個帶著致命吸引力的職業旁邊，結果再也逃不出去，就像陷在蜘蛛網內的蒼蠅一樣。如果一直沒看過別人動腦部手術，我很懷疑我會想到從事這個行業。可是打從看到活生生腦子的那一刻起，了解到神經外科傲氣逼人的一面之後……我便上癮了。

長久以來，大眾都覺得腦外科醫師有一種神秘感，似乎腦外科醫師總是聰穎過人、技術高超。之所以會造成這種印象，主要是跟既專橫又才氣傲人的庫興（Harvey Cushing, 1869～1938）有關。庫興被尊稱為美國神經外科之父，乃是最早專攻腦外科手術的先驅之一。舉止像個貴族、作風又時髦的庫興連喝下午茶都使用上好的瓷杯，放香菸的盒子也是純銀打造的。他十分關注媒體的一動一靜，在那個還沒有電視的年代，就將自己塑造成醫學界的超級巨星——他甚至還上過《時代》雜誌的封面。庫興充分明白，腦袋的公關效果比結腸堵塞或壞死的腿要好太多了。靠著他其實還滿生嫩的技巧，庫興不斷地挑起大眾的好奇心，顛倒眾生。

然而事實上，腦外科醫師的這些神話基本上就是——神話。雖然，腦筋不靈光的人的確是無法當個神經外科醫師，但腦外科鐵定不是地球上最困難的工作。我懂得怎樣解讀電腦斷層掃描照片，然而設計和製造掃描儀器的人所擁有的思維能力，恐怕就在我之上。當我看到一塊瘀血，推斷這是使病人逐步邁向死亡的元兇，而應該把它弄掉時，其實許多人也有能力達成同樣的結論。

不過不管怎樣，我的工作可不是容易對付的，使這份工作困難的，是高風險。腦部和脊髓跟身體其他部分不同之處，在於它們沒有多少復原的能力。動腹腔手術時，要是大夫不小心割傷了一段腸子，他或她只要將傷口縫上便可，或至多割掉傷壞的部分。人體內有八碼腸子，割掉一小部分無傷大雅。甚至，完全報廢的心臟或肝臟都可以靠移植而替換。但當我切斷了任何一條神經時，它永遠再也不能完好如初地接回去了。

因此，我們這些醫師所做的事，是無法挽回的。小小動作可能引致的各種嚴重後果，使得原本最微不足道的任務都變得困難萬分。找一塊一呎寬的木板放在地上，從一頭走到另一頭：沒問題。但試試看將同一塊木板懸空放在十層樓高的地方再走一遍？現在，並不單是機械化的走路而已了！「我們犯的錯誤全都無法挽回」這個事實，往往就讓我在每天清晨醒過來時就想，有什麼辦法可以脫離這個工作。我就像被蜘蛛網困著、拚命掙扎想要逃出的蒼蠅。

正式成為醫生前的受訓階段，可以說是我們整個醫師生涯中最美好的時光，也是最不美好的時光，古往今來都是地球上最刻苦嚴峻的學習階段。在神經外科這一行是沒有天才型的人物的。而不管你是天才或白癡，每個人從高中一直到成為有照醫師都要通過十幾年的考驗（編按：在美國要學醫，高中畢業後需先上四年普通大學，再上四年醫學院，畢業後當三至八年的住院醫師）。為什麼會這樣？因為就像其他專業外科一樣，神經外科是一個近乎宗教教派的事物，有著各種硬性規定的儀式。所有學徒都必須承受這些折磨，忍受面對死亡與疾病的悲戚歲月，必須接受僧侶般教授的無情羞辱。於是學徒階段除了具有洗腦作用、訓練出有能力進行腦外科手術之外，還能夠使我們看起來像個腦預科醫師——跟庫興一樣——頭髮花白、菸抽個不停。這個過程愈到尾聲，外科醫師看來更老成、更具有說服力。「也許二十五歲的年輕小伙子有能力駕駛太空船到月球，但請千萬別讓他碰我媽媽的腦袋！」

＊　＊　＊

這本書所記錄的，是我在神經外科世界裡的心路歷程。不過，所有的故事講的都不是我多有才幹，其實我一點都不天縱英才；這本書談的也不是些什麼稀奇古怪的病例或者古怪醫師；更沒有躲在什麼地方談情說愛的場面、沒有什麼醫學界名人的內幕故事。我的焦點放在尋常的人物上；尋常的病人、尋常的醫師，他們如何面對棘手的疾病，以及偶爾展示出不尋常勇氣的時刻。

這本書的結構，是頗為鬆散的。當我回憶過往時，我記起的並不是流水帳式、一個個病人的事蹟，也不是一個構思嚴密的故事。正如我想不起在醫學院讀過關於「類風溼性關節炎」的許多篇章，但我記得心神煩憂、手指扭曲、再也無法捏麵團做餅乾給孫兒吃的老祖母一樣。

我所記述的病例，好像都頗灰暗；但如果有人覺得我將神經外科這個行業描述得好像《哈姆雷特》般（最後，劇中人物差不多都死光），我願負起全責。其實這裡記述的並不足以反映整個行業。事實上，神經外科醫師救回來的病人，遠比手術後出現併發症或死亡的病人多。我之所以會挑選這些個案，主要因為這些事件是我從一名鋼鐵工人蛻化為神經系統外科醫師的路途上，所經歷過的里程碑。失敗，往往比成功更具教育意涵。一名病人的死亡，比五十次的救援成功更能塑造醫師的心理，催促他成長。

神經外科醫師需要面對許多恐怖十分的病痛——腦瘤、脊髓傷害、頭部受傷、致命的出血等，病人也許失去語言能力、行動能力或視覺。在無數的個案中，悲劇發生在電光石火間：突如其來的頭痛、抽搐、車禍或單純在樓梯跌一跤等等，我們看到的都是沒人想看的場面。然而，人類心靈光輝高貴的一面，最後永遠能光照黑暗、衝破醜陋，最惡劣的悲劇也可能是最有啟發性的。我在受訓期間，感覺跟美國南北戰爭中南軍的李將軍（Robert E. Lee, 1807～1870）十分雷同。當年李將軍目睹過各式恐怖戰役中的英勇事蹟之後說：「戰爭這麼醜惡也是件好事，否則我們會愈來愈喜歡打仗。」

最後必須說明一下，雖然書中一切皆根據事實寫成，所有人名卻全屬虛構，某些事件的經過也有頗多更動，部分重新安排，以保護相關病人或我同事的隱私。因此，書中提到的病人、醫師及故事，事實上是將十年期間發生的許多事件、人物及對話組合而來的。

打從一開始，我就沒打算採用精確的新聞報導方式來寫這本書，這更不是我的自傳——我的一生跟其他千千萬萬個神經外科醫師沒什麼兩樣。但如果讀者能夠「爬」進這個典型的、正在接受訓練的神經外科醫師的心態模式裡，看看他所看到的、感覺他所感覺到的以及恐懼他所恐懼的一切——然後默想一下每天在任何城市中的任何一家醫院裡不斷上演著的悲喜劇——那麼我就算達成目標了。

第一章

遊戲規則

神經外科規則第三條：
只要病人還活著，
你永遠都有辦法把他弄得更慘。
我碰過一些病人，背上剛拿掉兩塊椎間盤，
還求我們再動第三次手術。
他們說，反正身體狀況已經不可能更糟了。
於是我們再替他們動一次手術，
證明他們實在是大錯特錯。

七月一日，神經外科住院醫師生涯的第一天。

凌晨五點。

望著通往神經外科觀察室——我們暱稱為「前廊」——的自動門，一種似曾相識的噁心感突然排山倒海般湧上心頭，把我完全淹沒。我很想逃走，躲到床底下，直到這感覺消失為止。迫在眼前的，又是六年令人精疲力竭的磨練。這一天早上，「六年」重重地壓在我胸海中，揮之不去，感覺上，好像被數以噸計的海水壓著一般。我再也看不到陽光了；正常人的生活、正常人的工作、正常人的一切事物，都距離我那麼遠。

還來不及按牆上的開關，前廊的門突然「嘶」一聲打開了。兩個早已歸到記憶檔案裡的人又活生生地坐在我面前：菸抽個不停的蓋瑞，當年的新進神經外科住院醫師，現在已經晉升為住院總醫師；以及艾力克，也已經從以前那個神經質的實習醫師，變成今天的資深住院醫師。許多年前，當我還只是個卑微的醫學院學生時，就跟他倆合作過。往後的六個月，我們又會在同一個主管麾下共事，一起面對有疼痛毛病的病人、創傷病人，以及其他各種突發的緊急狀況。而我們的老闆，就是神經外科的主任，亞伯拉摩維茲博士。

「嘿，艾力克，看看誰來了——是霍納氏症候群先生的本尊呢。」蓋瑞說，他指的是我以前做的一次診斷，也就是令我踏入這個行業的那次事件。古早以前的事了。

「哈囉，蓋瑞，你看來……」我還來不及把話說完。

「像堆爛泥巴一樣。改不了，喝太多巧克力牛奶、抽太多尼古丁了……不過，咦，你怎麼還沒改行？聽著，今天早上什麼工作都沒排，因為老闆上法庭當證人去了。我們到會議室去坐坐吧。我要告訴你神經外科的規則——趁你第一天上工，趕快先告訴你，然後再帶你去參觀疼痛博物館。」

「神經外科的規則？疼痛博物館？」

「是呀，這是尤門斯那六大本教科書裡都找不到的規則。我們晚一點再去看疼痛博物館——等你親眼看到，你才會相信。」尤門斯的教科書是神經外科界的聖經寶典、住院醫師的智慧來源。

回到小小的會議室裡，蓋瑞走到黑板前面，開始寫了起來。

「第一條規定：當你的腦袋瓜被打開，跟空氣接觸過之後，你就再也不是從前的你了。說真格的，上帝為你的腦袋弄了個銅牆鐵壁般的頭殼，自有其道理，我們也不應該去亂碰。腦袋瓜就好像一九六六年的凱迪拉克，你必須要將引擎拆下來，才能換火星塞。設計師只管機器的表現，從沒考慮過維修容不容易、方不方便。」

「病人一般好像都還算復原得不錯。」我稍做抗議。

「是的，一般來說。但偶爾會發生一些奇奇怪怪的事：病人的性情改變了，或者毫無預警的，就突然死去——這些在在提醒我們，我們是踏在聖地土壤上，必須步步當心。這就帶到第二條規則：只有別人動刀的手術，才叫小手術。如果負責動手術的人是你，這就是大手術。永遠不要忘記這點。」

他啜了一口咖啡，繼續說：「第三條規則同樣適用於要動腦或椎間盤手術的病人：只要病人還活著，你永遠都有辦法把他弄得更慘。我碰過一些病人，背上剛拿掉兩塊椎間盤，還求我們再動第三次手術。他們說，反正身體狀況已經不能再糟了，於是我們再替他們動一次手術，證明他們實在是大錯特錯。」

再喝一口咖啡之後，他繼續說：「第四條規則：當你覺得某個病人快要出大麻煩了，卻始終搞不清楚原因時，要好好睜大眼睛看一看病人，這比護士打一千次電話向你報告病人狀況，要有用多了。由此引申出來的小規則是：即使你終究犯了大錯，讓病人出了狀況，但你在手術台上犯的錯誤，遠比你躺在休息室床上或坐在電視機前做的專業判斷所導致的錯誤輕微得多，也較容易得到病人原諒。切記：要確確實實看看你的病人。

「第五條規則：假如你因為認錯病人，替他動了不該動的手術，或者是病人身體右邊出毛病，你卻在他的左側動刀，那麼，你的日子會難過透了——永遠要記得問問病人：到底是哪一邊痛，哪一條腿痛，或者到底是哪隻手發麻沒感覺。永遠要親自檢查X光片、檢查片子上的名字和其他圖表上的名字，是否為同一個人。而且記住，一定要仔細核對手術同意書上的名字和綁在病人手腕上的名字。不這麼做的話，不出事才怪，你會陷自己於『免審訴訟』

中。」

「免審訴訟？」我問他：「醫學院從來沒教過這個名詞？」

「他們永遠也不會教這個：這是個法律名詞，原文是『res ipsa loquitur』，意思是『不言自明的事物』。就我們的情況而言，是指在『不當治療』的案件中，所犯的過失是如此明顯，即使非醫療專業人士也看得出來是你搞砸的。好比說，病人從手術台掉到地上；病人的右腿有問題，你卻將他的左腿切掉；又或者說，你替斷了頸椎的人進行急診診療後，讓他出院，卻只給他開一些阿斯匹靈；還有，替病人做電擊急救，結果卻讓他全身著火；原本應該替『黃某某』拿掉一塊椎間盤，結果卻誤在『王某某』身上動刀。在這種時候，只好拿出你的支票簿，準備填上一大串零吧！艾力克，我有沒有漏掉什麼沒講？」

艾力克想了一下。「唔，」他轉過頭來看著我。「你只管記住任何外科住院醫師都要遵守的守則：有機會坐下來的時候，就不要站著；有機會躺下來的時候，就不要坐著；有電梯可以搭乘，就千萬不要走路；只要能睡得著，就絕不要睜開眼睛。而且，一有機會就吃東西，要不就去上廁所。」

稍微沈思了一會兒，他又說：「永遠要聽從老大的話。記住，老闆代表了這裡的一切。神經外科這一行是神聖不可侵犯的，不要挑戰老闆。有需要的時候，多低聲下氣向上乞求，你就會萬事大吉了。」

「這可是住院階段啊，」蓋瑞的聲音再度幽幽響起：「你已經不只是個優秀的醫學院學生，或者是以前那個啥也不懂的實習醫師了，那時候，不管犯什麼錯，人們都會原諒你。現在是玩真的了，這是你一生的志業。你再也不用在小兒內分泌科或熱帶病理科輪班了，但你現在的工作，只要還剩下一口氣，都得撐下去。你準備好了沒有？我說，你準備好了沒有？」

「準備好了！」

放馬過來吧。

第二章

懶鬼、拚命三郎和冷門份子

依照我的分法，醫學院的新生有三類，

我屬於人數最多的那一類，也就是「懶鬼」類。

上課時，我們都躲在教室最後一排

那些「最佳位置」，以便隨時開溜。

第二類學生是「拚命三郎」型，

他們一向穩穩坐在教室最前面，就算是拉肚子，

而且糞便已經流到鞋子裡了，也不會離開教室。

第三類是「冷門份子」。他們從來不會

坐在教室的最前排或最後排——他們根本不來上課。

我的神經外科生涯是從醫學院才開始的，醫學院是我在這個現實世界中找到的庇護所。念大學的時候，我修的是理論物理，而如果你的名字是「愛因斯坦」的話，那麼你就入對行了，前途也一片光明。但對於曾經當過鋼鐵工人的我而言，我比較喜歡能提供實質生活保障的工作。

偉大的核裂變物理之父費米（Enrico Fermi, 1901 ~ 1954）曾經說過，世界上有兩種物理學家：最最優秀的，以及打從一開始就不該踏進物理界的人。那些當不上第一流物理學家的，都不過是在自欺欺人、假裝是物理學家而已。我的物理成績很不錯，但不夠好，達不到費米的標準。於是，我決定放棄物理，改行當醫生。

電視及電影讓大眾對醫學生留下很多錯誤的觀感。醫科學生不是被描述為喝得醉醺醺的小丑，在解剖實驗室裡拿著人家的殘肢斷腿做出難以形容的可笑舉動；要不就被描繪成什麼都會的醫生。事實上呢，醫學生是一群被過度看重的大學生，他們自以為懂得一些東西，但其實不然。

沒錯，在任何醫學院裡，總會發生一些胡鬧的事情，而我們本來就不是因為特別循規蹈矩，才被挑中。依我的分法，醫學院的新生有三類，我屬於人數最多的那一類，也就是「懶鬼」類。這類學生從小學一年級開始，就只願花最小的力氣，拿勉強可以過關的成績。我們只在非不得已、最後關頭時，才用點功念念書。上課時，我們都躲在教室最後一排那些「最佳位置」，如果課太無聊乏味，或看到外面操場上跑來一些籃球好手，我們便隨時開溜。更重要的是，懶鬼從來不在上課時問問題，對懶鬼而言，問問題是弱者的行為。

第二類學生是「拚命三郎」型，他們拚命用功、再用功、披荊斬棘地衝向成功，因而成就總是超出預期。他們一向穩穩坐在教室最前面，就算是拉肚子，而且糞便已經流到鞋子裡了，也不會離開教室。而他們永遠——永遠——有問題要問。就算那堂課教的是怎樣綁鞋帶，還是會有些拚命三郎在下課後攔著老師，邊揮舞著從小學用到現在的筆記夾邊問：「我還是沒弄清楚，鞋帶結了一圈之後，是從上面穿過去，還是從下面穿過去？」

第三類是「冷門份子」。這些人之所以會進醫學院，往往是因為他們認識的某個人，或者是他們的父或母親多年前讀過醫學院，又或者是他們有些奇奇怪怪的經歷——例如花了一年在烏干達餵粥給飢餓兒童吃之類——而讓負責招生的教授印象深刻。很不幸，入學資格很特別並不等於ＩＱ高，因此「冷門份子」變成我們的「墊底白癡」，替眾懶鬼們將班上成績曲線壓得扁扁平平的。冷門份子從來不會坐在教室的最前排或最後排——他們根本不來上課。

醫學院的頭兩年都在教一些啟蒙課程，像解剖學、生理學、病理學等等，偶然才會看到一些病人，就好像偶爾會吃到點心一樣。真正好玩的部分，要到第三年才開始。那時候課都上完了，我們被丟到醫院裡，從早做到晚。

在醫學院的第三年，我們必須在醫院的七個科間輪調：在內科及小兒科各待九星期，三星期在痲醉科，六星期花在一般外科，六星期在婦產科，再在精神科待六星期，剩下三星期則在各外科中選一門專科。那年八月，我的輪調表寄來了，我首先被分派到的，是三星期的手術專科。「棒極了！」我心裡想：我要選心臟外科，也許以後就當胸腔外科醫師。

等我去報名時，教務處的秘書小姐卻板著一張臉告訴我，沒有修過一般外科的學生，心臟外科是不會收的，因此我無法選心臟外科。然後她丟給我一張單子，上面是剩下的可能選擇：耳鼻喉科、骨科、整形外科、泌尿科、神經外科。

在我背後排隊的人愈來愈多，腦筋得動快一點了。替病人挖鼻孔？做木匠做的工作？拉皮？加入水流部隊？還是要敲別人的頭殼？但全都沒有心臟外科那麼有趣。哎，好吧，反正只是胡混過三星期罷了。

「哦……給我神經外科吧！」

於是她登記了下來。「佛杜錫克，神經外科。好，九月二號早上五點半，在神經外科病房報到。下一位！」

我的命運就如此這般地被課程表上的一小問題決定了。

然後我才想到：早上五點半？那就是說，在天亮以前嗎？她在跟我開玩笑嗎？

於是在九月初那個灰濛濛的早上，我舉步維艱地走到醫院的神經外科，展開醫師生涯的第一天。同時，我也逐步踏上了又濕又滑的險路。

＊　＊　＊

神經外科所在的樓層燈光昏暗，十分安靜，護理站也空無一人。好不容易找到一個正在巡房的男護士，我向他自我介紹，並問他：「我在哪裡可以找到什麼人知道我該做什麼？」

「到前廊找找看吧。」

「前廊？」我腦海中出現一幅幅的畫面，在某個溫馨舒適的地方，裡面放滿柳條搖椅。他指著走廊盡頭的雙層自動門：「曉得嗎？前廊，神經外科觀察室……那裡就是了。」

謝過他之後，我逛到前廊的入口。門上貼了個堂皇萬狀的標籤：「神經外科持續療護病房，非經許可，不得擅入。」一陣驕傲襲上心頭。這是我生平第一次成為「經過許可人員」。按了按牆上的開關，自動門快速分開。

所謂前廊，其實只是個小房間，房間中央有張小小的辦公桌。六張病床以半圓形的陣式環繞著辦公桌，其中五張都有病人。白色的天花板上懸掛著電子監控儀器，牆上則掛滿了金屬桶子，裡面塞滿了消毒紗布、藥棉、一包包的手套、靜脈注射用具，以及其他即用即丟的醫療行頭。空氣中滿是消毒藥物的氣味。監控器低沈的嗶嗶聲是唯一的聲音。半張柳條椅都沒有。

病人看起來很像一支支巨大的棉花棒，頭部被白繃帶層層疊疊地裹著，全都睡著了（或者陷入昏迷狀態，我不清楚是哪一種情況）。有個瘦子坐在辦公桌前，形容憔悴，臉上布滿長了一整天的鬍渣子，白色的外套之下是藍色的手術服。他彎著腰，埋頭在一疊圖表之中，同時拚命地寫著些什麼。我拍拍他的肩膀，他被我嚇了一跳，從椅子上彈起來。

「老天爺！」他向我齜牙咧嘴：「你是誰呀？」

「法蘭克・佛杜錫克，醫學院三年級，今天開始在神經外科實習。有個護士叫我來這裡，這裡是不是前廊？」

「我叫蓋瑞。」他小小聲說，慢慢冷靜下來了。「我是這裡的新進住院醫師……是呀，這裡就是前廊了。放在這裡的病人，病情雖然還沒嚴重到要送加護病房，但他們的情況又不能隨便留置在一般病房中。他們絕大部分都動過手術了，除了那一位。」

他指向一個年輕病人——也許只是個青少年，從病人頭上的繃帶中，冒出一條細細的塑膠管，一直連接到綁在病床旁邊的一堆複雜機器。

「那個傢伙的頭受到創傷，我們還在觀察他的ＩＣＰ，但其實他已經毀了。早晚會被送到『墳場』那裡，直到我們有辦法安置他。」

ＩＣＰ、墳場、安置他？很明顯，我們在醫學院說了兩年的用語，在醫院裡不怎麼派得上用場。

「ＩＣＰ是『頭顱內壓』（intracranial pressure）的意思；墳場（graveyard）是放置仍然處於昏迷狀態的病人的區域，而當我們說『安置他』時，意思就是找到某家願意從我們手裡接收他的安養院……他的狀況不可能有什麼改進了。看來你還有很多東西要學呢。」

「這正是我來這裡的目的。」我整個人都散發出光芒。

「不，你來這裡是因為你要來當我他媽的奴隸，」他邊笑邊說，牙齒都露出來了。「現在，像個好孩子一樣乖乖坐好，讓我記完筆記，然後我們去吃點早餐。」

蓋瑞回過頭去翻閱那些圖表，一邊將檢驗室出來的數據以及某些明顯的現象記錄在髒兮兮的卡片上。三不五時，他會呻吟兩聲，或是咬著唇，自顧自地說幾句髒話，表示他對某些數據的不滿。終於，他將最後一份圖表闔起來，再將所有圖表疊成一疊，放在籃子裡，讓前廊的秘書歸檔。然後他從椅子上跳起來，打手勢叫我跟他走。出了前廊，我們搭電梯——要搭很久——到樓下的醫院餐廳。

電梯一直發出嗡嗡聲。蓋瑞點了根菸，同時打破沈默。「我們這一組有三個住院醫師及一個實習醫師——我是新進住院醫師；漢克是資深住院醫師；住院總醫師叫卡爾。實習醫師則都飄來蕩去，大概一個月換一個，目前的實習醫師是艾力克・霍爾曼，明年他就會升為新進住院醫師。一般來說，除非實習者決定要加入我們這一行，否則我們不大理會他們；至於那些想走神經外科的人，我們會將他們磨得很慘。每天早上每個人都要巡病房，這是工作的一部分。艾力克啥也不懂，因此他負責巡視外面的一般病人，這些病人大體上都滿穩定的。我負責前廊；漢克負責看加護病房的病人；身為住院總醫師的卡爾，可以在六點半到七點之間才來醫院，早上他什麼病人都不用看；我們在吃早餐時，替他『卡片迴診』，換句話說，向他做口頭報告，讓他知道前一天晚上發生過什麼事——如果有事發生的話。」

「那我要做什麼？」我問他，心裡拚命想著，在這個運行得這麼美好的系統中，我可以扮演什麼樣的角色。

「喔，等你幫我端好咖啡之後，我想你可以幫幫艾力克的忙，幫他寫病歷。普通病房中的病人數目最多，要艾力克在七點半之前巡完病房，趕到手術室，實在不容易。你看，每個病人每天都要做病程紀錄……你還沒有受過一般外科的訓練，是不是？」

「呃，其實我什麼訓練也沒有受過。」

蓋瑞翻了翻白眼。

出了電梯，走不了多遠，就來到餐廳。拿了一堆碎牛肉餅、馬鈴薯及雞蛋（所有確保我們將來會進心臟科加護病房的食物）之後，我像迷了路的小狗般，跟著蓋瑞走到餐廳角落的一張長桌旁。其他兩位住院醫師已經坐在那裡，身上還穿著便服。

「卡爾，這是法蘭克，醫三生。」蓋瑞朝著比較有威嚴和體面的那位住院醫師說。他身材瘦削，兩鬢隱約有點花白。「法蘭克今天開始在神經外科……不，等一下，今天是法蘭克整個醫師生涯的第一天！」

我跟總醫師握握手。

「歡迎加入。這是漢克，他是第四年的住院醫師。」卡爾說的是坐在他旁邊的另一位醫師。漢克是個身材碩大的禿頭漢子，他一邊跟我揮手、微笑，一邊嚼著滿嘴的食物。

蓋瑞和我各自坐下，開始吃早餐。幾分鐘之後，有個瘋瘋癲癲的傢伙衝到餐桌旁，手裡的餐盤嘎嘎地震動著，咖啡從杯子裡飛濺出來。這個人有張娃娃臉，一頭金髮。顯然，他就是艾力克，我們的實習醫師，每天清晨的「卡片迴診」，艾力克又遲到了。

卡爾不勝其煩地看了艾力克一眼，從醫生袍子裡抽出一疊筆記卡片，展開每日的功課。

「貝京爵，九號房。」

艾力克立即翻閱他的卡片，找貝京爵的資料。我心裡猜想，這位貝京爵一定是在普通病房的病人，是屬於艾力克的責任範圍。

「她狀況很好，沒發燒、沒頭痛，臉痛也消失了，傷口也是乾的。她動手術到現在已經四天了。」

「她大便了沒？」卡爾臉上毫無表情地問，眼睛一直盯著手上的卡片。

「呃，我不知道。」

「那麼，該死的，去問一下。你也知道要是主治醫師發現她四天還沒有解大便的話，鐵定會抓狂。主治醫師只問她的腸子是否在動？大便有解嗎？有的話就萬事ＯＫ了，哪怕她的小腦掛在外面，在地上拖著也沒關係。假如她還沒完成這件頭等大事的話，開些鎂檸檬酸鹽

（mag citrate）瀉劑給她。洛金漢，十號房，靠窗邊的。」

艾力克還在貝京爵的卡片上寫「BM?=mag cit」（BM是bowel movement，即解便的意思），趕忙寫完翻到下一張卡片。

「洛金漢臉部有一點疼痛，有一點點的頭痛，體溫是一百・八度（約攝氏三十八・二度），傷口是乾的，開完刀已經三天。」

「多痛是『一點點痛』？」

「只有……唔……一點點痛。」

「需不需要替他抽腦脊髓液檢查？」

「我想不用吧？」

「你有沒有叫醒他，還是這都是護士告訴你的？」

艾力克一臉痛苦。「我沒叫醒他，他看起來睡得那麼安詳……」

「老天爺！艾力克，」卡爾發飆了。「你要叫醒他！我曉得當時是大清早，但這裡不是五星級旅館！他在家裡可以拚命睡，但我每天早上都要知道他們感覺怎麼樣。主治醫師八點就會巡房了，到時候病人會抱怨說整個晚上都睡不好，到現在都沒人理他。病人打鼾的時候，你光站在門口跟他們揮手有什麼用！吃完早餐之後，到樓上去問這位仁兄，他到底頭有多痛，然後回來告訴我！」

就這樣一個病人一個病人地問下去。首先艾力克，接著是蓋瑞，再來是漢克。每個人輪流討論他們的病人。艾力克和蓋瑞被刮得很慘，漢克則風平浪靜地報告完畢。很明顯，卡爾視漢克為同僚，但蓋瑞及艾力克則是下屬。從頭到尾，卡爾看都沒看我一眼。

七點十五分左右，會報結束，卡爾拿出一大張紙，上面是這星期的手術時間表。

「腦膜瘤，十二號房、開顱術，漢克負責……還有就是老闆的病人，臉部疼痛，在五號房，蓋瑞和我會一起替他動手術。艾力克，回去病房補齊所有資料。」

法庭解散。

蓋瑞帶我到手術房的更衣室，很快地告訴我手術服放在哪裡，怎樣戴上帽子、口罩及鞋套。他又讓我借用他的儲物櫃。

「艾力克被整了，」我在換衣服時，蓋瑞小小聲地說。「他還沒怎麼進入狀況。其實，卡爾大可讓他跟著漢克，看漢克做腦手術的，但現在艾力克被發配邊疆，要被護士們煩一整天了。」

「接下來你要做什麼？」

「卡爾要教我怎樣替臉部疼痛的病人開刀。這種手術我還沒做過，之前都在旁邊看而已。」

他臉上泛起一片光芒，顯然十分期待這個機會。到目前為止，我還沒碰到什麼令我興奮的事情——比漁夫還要早爬起來、早晚會被送進安養院的年輕人、在餐廳吃一大堆油膩膩的食物，以及看幾個成年人互相折磨！也許參觀過手術室裡的情況後，我會有不同的觀感吧。

＊＊＊

小心翼翼地走進第五號手術室，發覺比想像中的手術室要小得多，也沒那麼偉大。這是我生平第一次看到的手術室，牆上貼滿亮閃閃的綠色磁磚，地板上鋪了一層又黑又硬的油氈，整個房間給人一種冷冷的空洞感，好像學生宿舍裡的大浴室般。靠裡面的牆邊。有個穿了全套手術服的女性在一張大桌子上搬弄各種金屬工具。在我左手邊，幾張頭部X光片緊貼在兩個發光的盒子上，大約在視線的高度。病人在房間正中央，早已麻醉好，口鼻接上了一些塑膠管，眼睛用膠帶緊緊貼上。

卡爾將病人的頭放在一個巨大的C型鉗子中，然後蓋瑞、卡爾和麻醉醫師合力將他翻身，讓他靠右邊側臥，再用幾個枕頭及一些藍色的海綿乳膠墊好。接下來，我們用膠帶將他貼在手術台上，再把C型鉗連頭一起固定在手術台上。蓋瑞快手快腳地將病人左耳後方的頭髮剃去一小塊。之後兩位神經外科住院醫師從手術房的後門走出去。我趕忙跟著他們，很怕獨自留在手術室裡。我怕我會犯了什麼嚴重錯誤——不小心碰了些什麼東西、打噴嚏、放屁——任何可能讓手術失敗的錯誤。

這道門接到一個更小的房間，一個長長的不鏽鋼水槽已經差不多占掉所有的空間，水槽上的四個水龍頭看起來好像四隻銀色的天鵝一樣；這裡是刷手區。我們兩人將口罩用膠帶貼緊，以免呼吸時水氣會沾到手術顯微鏡上，接著很仔細地洗刷他們的手及指甲。一邊洗著，卡爾回過頭來講話。

「我們的主任，亞伯拉摩維茲醫師的專長是處理疼痛的病人。今天躺在祭壇上的那位——（他用滿布肥皂泡的手指指了一下通往手術室的門）——患的是『三叉神經痛』，又叫作『痛性抽搐』（tic douloureux），簡稱 tic。這類病人臉部出現尖銳的刺痛，有點像被牙醫的鑽子鑽到神經時的感覺。老闆——我們稱呼亞伯拉摩維茲醫師為老闆——今天要進行的是最新的手法。我們要在病人頭殼上鑽一個洞，找到控制臉部的三叉神經，用一小塊一小塊的塑膠海綿墊在旁邊，將它和周圍的血管隔開。這個方法似乎能夠減輕痛楚，又不會引起什麼麻痺。這是傑內達（Jannetta）首創的方法，而我們老闆就是直接跟他學來的。」

蓋瑞和卡爾走回手術室內，濕淋淋的雙手高舉在前面。手術助理幫他們將手弄乾，穿上長袍。蓋瑞將病人剃過頭髮、預備動手術的部位塗上一種咖啡色的藥水，然後蓋上幾張藍布，直到只看得到郵票大小的一片咖啡色頭皮。

我站在那裡，背貼著牆壁。兩位醫師則圍著那一小塊咖啡色地帶切切割割，並將「丹迪鉗」塞進傷口裡。丹迪鉗是根據另一位神經外科發展史上的英雄華爾達·丹迪（Walter Dandy）命名的。

這時候，由於沾上了血，圍在傷口周圍的藍布已經變成一片片的紫色。用電燒止血的同時，只聽見一陣陣嗡嗡聲，空氣也有點煙霧瀰漫。我鼓起勇氣，往前走了幾步，湊到手術台邊偷偷瞄那傷口。現在傷口看起來好像一個張開的嘴巴，在紅紅的嘴唇之下，是一塊白白的東西。

「那就是頭殼嗎？」我問。

「正確，」蓋瑞回答，「應該鑽洞了。」

鑽洞？哎喲！

就在那時候，手術室的門猛然打開，一個身材很高、體態粗獷、頭髮全白，大約七十歲的傢伙向我們咆哮：「還要多久？老天！卡爾在這裡弄了多久了？我給你十分鐘。我十分鐘內就會回來。」

「是！」卡爾回答，視線始終落在手邊在做的事情上，「我剛剛在告訴蓋瑞怎樣弄開枕骨動脈——」

「好極了，」粗獷漢子說。「十分鐘我就回來。到時候我要看到他的小腦。」房門猛一下又關起來，一切立刻歸於沈寂。

我湊過去問蓋瑞。「他就是老闆嗎？」

他扭過頭來掃我一眼。「正是他的本尊。」

卡爾像狗吠般大聲說：「你們都聽到了，我們只有十分鐘來打開這位仁兄的頭。蓋瑞，拿開顱器，在這裡鑽個洞，就在耳朵後面、乳突骨旁邊這裡。」

蓋瑞伸手，從塑膠盤裡抽出一個好像手電筒的工具，它的尾巴有一條黑色的粗塑膠管，一直連到手術台邊的一桶氮氣上。在「手電筒」的頂端是一個短圓錐體，圓錐體上是一個螺絲狀的切割刀。

蓋瑞解釋：「這是開顱器；我們用它來鑽他的頭殼。」

「它怎麼曉得什麼時候停——在它鑽到腦子之前？」我問。

「它有氣壓啟動離合裝置，」蓋瑞說，手指按著圓錐體上的鑽孔刀。「當它穿透頭殼時，離合器會啟動，鑽頭便停下來。就這麼簡單。」

蓋瑞壓下開顱器的開關，鑽頭立即活過來了，尖聲作響。當他將鑽頭壓在象牙色的頭骨上用力鑽下時，卡爾則將注水器對準傷口噴水。一片片白色的骨頭碎片從洞口飛來，卡爾將碎屑全沖到藍布上。

大約鑽了一分鐘，蓋瑞的手臂突然往前跳了一下，急忙停住，還在轉動的鑽頭及部分鑽柄都跑到頭殼裡面了。剎那間，在洞口的白色骨頭碎屑立刻化為殷紅色。完全是反射作用，蓋瑞鬆開手指，鑽子也停了下來。這個機器本來應該在碰到腦子之前就停下來的，結果鑽得比兩位住院醫師預期的要深，深太多了。

「噢，天哪！」卡爾大叫起來。「這他媽的鑽子根本沒停下來。剛剛還在說它有離合裝置，這東西怎麼沒有停掉！」他將開顱器從蓋瑞手中搶過來，從病人頭顱中拔出，一股鮮血湧出，另外還有一些像草莓奶昔的流體也從那小洞中流出來。

「我們怎麼辦？」蓋瑞呻吟道。

「我們什麼都不要辦。你不要亂動。快拿個藍尼骨鑿（Raney punch）給我！」刷手護士遞了一把形狀兇惡、有點像指甲剪的剪刀給卡爾。他狂亂地拔掉一些骨塊，要將小洞弄大一點。

「我需要評估損害程度，要立刻知道。我希望我們只讓他廢了小腦……要是我們鑽到了他的腦幹，那我們就完了。」卡爾原先的學者風範煙消雲散，只剩下驚恐萬狀的喋喋不休：「我的意思是說，天哪！我從來沒看過鑽到那麼深的……鑽到頭殼內層的時候你還感覺不出來嗎？……天！天！希望腦幹沒事，請告訴我他的腦幹沒壞掉……」

手術室門打開。老闆又來了。「一切都很好吧？……我說，一切都很好吧？」

「是……呃……很好，」卡爾結結巴巴地說，「我們剛剛刮到小腦，我想……一切都很好——」

「五分鐘。我很快地去喝杯咖啡就回來。五分鐘。」

卡爾轉動手中的器具，在傷口處弄了老半天後，終於宣布損害程度尚可接受。

「只損害到一側小腦。這傢伙的手臂有一陣子會不怎麼穩定，不過慢慢會好轉的。給我一大塊止血棉吧，老闆不會曉得的。」他在傷口上蓋了一塊白布，就好像小孩子不小心在家裡餐桌上弄了一道刮痕，怕爸爸媽媽責罵，便用報紙將刮痕蓋住一樣。

我實在看不下去了。我走出房間，害怕看到老闆掀開卡爾放在那裡的「報紙」之後，可能出現的罵人場面。我也知道一般人會「有事往下責怪」，而我就是最低階的那個人！

一切結束之後，我在休憩室碰到蓋瑞，便問他後來手術進行得如何了。他坐在椅子上，仍然在冒汗及發抖。

「還好，我想。病人沒事，但老天！我差點把那傢伙弄死！我一定是太往前靠太用力或什麼的，我不曉得。」他聳聳肩，又伸出他的左食指。「看到這沒有？」

「看到。」

「如果你想靠腦外科謀生的話，你的心臟血管就要有這麼粗才行。」

＊　＊　＊

雖然我每天早上都替蓋瑞端咖啡，但事實上在整個訓練期間我都是艾力克的奴隸。艾力克要做的事情很多——那些事甚至醫學系三年級的學生就能應付了。疲憊不堪的艾力克很快就教會我怎樣幫病人拆線及傷口換藥等等。他也派我去問病人一些他忘了問的問題，像對什麼會過敏？有沒有帶X光片？早上有沒有上大號？我變成了「幹粗活的小狗」，整理檢驗室送來的報告、影印期刊裡的文章，又或者將醫師遺忘在病人房間的袍子帶回來。

我真正的貢獻是記了很多的「H&P」，就是「history」及「physical」兩個字的第一個字母，意思是「病史及體檢」。病史包括病人對自己病況的描述，特別是主訴（如「我吃東西時臉就痛。」）、目前情況（如「三年前我的臉開始痛，從去年十二月起，愈來愈糟……」）、過去的病史（「我有糖尿病，膽囊已割掉。」）、目前服藥情況、對什麼會過敏、職業、抽菸喝酒的習慣等等。體檢就是身體檢查。就算在科技愈來愈發達的今天，有四分之三以上的情況，單靠 H&P 的資料就可以診斷出病人到底得了什麼病。

每個住院病人都必須有一份 H&P 紀錄在案。在比較忙碌的日子，神經外科一天起碼進來十二個病人。就算一份不怎麼複雜的 H&P 都需要三十分鐘才能做好，因此要在天黑以前完成所有病人的 H&P 就更是艱巨了。其中，只有蓋瑞和艾力克負責做 H&P，資深住院醫師和住院總醫師都不屑為之。而蓋瑞都住在手術室中，艾力克只好每天獨力應付六到十二小時的 H&P 了。在醫學院的第二年，我們就學過怎樣寫 H&P，因此任何一個三年級的學生都能弄出一份及格的 H&P。我變成了一部 H&P 機器，每天都交出四到六份。

當然了，根本沒有人會讀這些 H&P 的。任何跟診斷有關的決定都不會參考我的發現。負責動手術的醫師，早就親自替病人做過 H&P，經過周詳的考慮後才做出動手術的決定，爾後病人才被送到我們這裡來。因此，我寫的 H&P，主要只是一種保險制度下的習作而已。勒夫曼先生的那次事件，是唯一的例外。

哈維・勒夫曼先生五十多歲，進來的原因是要從頸部拿掉一塊突出來的椎間盤。他最主要的不適，是右手臂上的疼痛，而在過去幾個星期，疼痛變本加厲。他試過復健，一點效果也沒有，晚上靠止痛劑才能入睡。在其他醫院，勒夫曼照過脊髓攝影：醫師在他脊椎注射顯影劑，然後以X光將他的脊椎神經系統拍下來。結果顯示他脖子的一塊椎間盤——脊椎骨之間的纖維軟骨斷裂了，壓到了一條神經。

我還不懂怎樣從X光片做診斷，但我找到一份打好字的相關報告，就在病人的病歷檔案裡。在放射線分析報告的結尾寫著：「診斷：中央偏左邊小塊椎間盤突出，頸椎五六節間。」左邊？但病人的疼痛出現在右手臂。壓到左手臂的神經怎麼會造成右手臂的疼痛呢？我告訴艾力克這件弔詭的事，但他只聳聳肩說，報告經常會出現錯字，醫師一定確實知道椎間盤往右邊斷裂，否則不會將病人送進來動手術。「大概放射科醫師看X光片口述結論時不小心說錯了。」

我覺得他這說法也對，便信步逛到病房裡看看勒夫曼先生。我踏進病房時已是晚上九點鐘。勒夫曼先生坐在床上，瘦削憔悴、滿是皺紋的臉，將他的不適表露無遺。他勉強擠出一個因臉孔扭曲而顯得詭異的笑容，用他因長期抽菸而沙啞的聲音說：「有什麼事嗎？」

「我是佛杜錫克，勒夫曼先生。」我伸出手，但他已不想再動疼痛不堪的右手，便揮揮他的左手。「我需要問你幾個問題，替你做些簡單檢查。現在……」我聲音變小了。

「有什麼不對勁嗎？」對方問。

確實有些不對勁。當我靠近看他的臉時，我突然發現他的兩個瞳孔很不對稱。右邊的瞳孔小小的，但左瞳孔十分大，好像一個圓盤般。究竟發生了什麼事？電光石火的一剎那，不曉得從哪兒來的靈感浮上心頭。在我的深層記憶裡，在意識之下的小精靈根據我在醫學院兩年來學到的零星片斷拼湊起來，替眼前這位病人做出診斷。手臂的疼痛……老菸槍的粗嘎嗓門……瘦削的面龐……不對稱的瞳孔……全都在一剎那間融合在一起。這個人根本沒有斷裂的頸椎間盤！我站在他面前，全身感覺冰冷，因為只有我知道造成他手臂疼痛的真正元兇！但我不能跟他透露半點風聲，我沒資格那樣做。

「哦不，沒什麼不妥。唔，談談你痛的地方……從什麼時候開始痛的？」一路談下去，完成了H&P，我便謝謝他，離開。

出了病房，我立刻抓住蓋瑞。他剛從手術室出來，動完一個頭部創傷的手術。

「蓋瑞，」我說，上氣不接下氣，「那個傢伙，勒夫曼，在十五號病房，他要動的是頸椎間盤切除手術，但他的椎間盤位置不對！而且，他還出現霍納氏症候群呢！你自己去看看！」

「什麼傢伙？你在說什麼？真的是語無倫次。已經十點了，回家吧。」蓋瑞張口吞了一排巧克力便走開了。我追在他後面。

「不，等一下，我說的這個病人排好在明天早上七點半動手術，但這是錯誤的。他有霍納氏症狀，而這跟頸椎間盤無關。就請你去看看他吧。」

虹膜是我們眼睛的一部分，它的作用就好像攝影機的光圈，負責控制讓多少光線進入眼睛。而讓虹膜伸縮自如的，是一些小肌肉，這些小肌肉則靠神經提供訊號。當這些神經失去功能時，虹膜便隨之癱瘓，瞳孔也因此不會擴大，永遠都小小的。光線充足時，正常瞳孔的大小和有癱瘓毛病的瞳孔的大小差不多，正不正常不易區分。可是，周圍比較黯淡時，正常的瞳孔會擴張，而有問題的瞳孔還是維持原來大小，這種不對稱的情形便是所謂的霍納氏症狀。在黯淡光線中，不對稱瞳孔的分別非常明顯，連我這樣的新手也看得出來。當主治醫師檢查勒夫曼時，診療室內燈光充足，便不會注意到他有這種症狀。

控制虹膜的神經不在頸部，而是位於胸腔。這聽起來很詭異——控制眼睛的神經位於胸腔——但人體的結構有時就是這麼難以理喻。勒夫曼先生五六節間的頸椎間盤出問題並不會造成瞳孔的不對稱，問題一定出在胸腔。在他胸腔深處，有些東西壓迫著通向他右手臂的神經，也抑制了他的虹膜神經的功能。而由於病人又是個中年菸槍，最有可能也是最令人不樂觀的解釋就是：肺癌。

蓋瑞停下來。「他有沒有照胸部X光片？」

「唔，在胸膜變厚之下的肺尖，可能躲著一個潘哥斯特（Pancoast）腫瘤，一般X光檢查不小心便漏掉，」他喃喃自語。「好，我們去看看。」他往勒夫曼的病房走去。

當我們走進病房時，勒夫曼由於使用過嗎啡，正進入沈睡狀態。蓋瑞輕輕搖醒他，捧著半睡半醒的勒夫曼先生的臉，轉向左邊又轉向右邊，瞇著眼睛，在昏暗光線中觀察他的瞳孔。

「很抱歉，勒夫曼先生，請繼續睡。」

蓋瑞臉色凝重、一語不發地走向護士站。他在電話旁邊的椅子上坐下，從口袋中拿出一本通訊錄。找到電話之後，他便按了電話號碼，靜靜等待。

「哈囉？亞肯斯醫師在嗎？……亞肯斯醫師，我是蓋瑞，從醫院打來……抱歉打擾您，但這個勒夫曼，明天你要替他開刀的那一位，你知不知道他右眼呈現霍納氏症狀？……不，很明顯的……是……是，有可能是潘哥斯特腫瘤。當然……噢不，不用謝我，是我們醫學院新秀發現的……OK，再見。」

掛上了電話，蓋瑞拿起病人的病歷表，翻到醫生排期頁上寫下：

「手術取消。早上右肺尖做多面X光斷層照相。」

然後他抬起頭來，一臉嚴肅地對我說：「這是容易的部分。困難的是怎樣跟勒夫曼解釋手術被取消了。」

他站起來，往走廊方向走去，這次他慢慢地走。「我會處理其他事情，這是為什麼他們付我薪水。你回家吧。」

他不用再說第二遍了。

＊　＊　＊

勒夫曼先生的肺部檢查果然顯示，右肺尖端部分有一個螃蟹狀的東西。切片檢驗的結果，證實那是鱗狀細胞肺癌。大家都不想替他動什麼手術了，他右手臂的疼痛以及霍納氏症狀在在指出，腫瘤已經跑到肺部外面，蔓延至肩膀上的神經系統。現在已經不太可能以切除的方式來處理了；他被轉到腫瘤科接受放射治療。我再也沒有看過他。

幾個月之後，勒夫曼的案子與我再度結緣。這時我已經離開了神經外科，在榮民醫院（Veterans Hospital）受內科訓練。有一天我接到留言，亞伯拉摩維茲醫師要我去他辦公室一趟。

到了約定的會面時刻，我在秘書小姐的陪同下走進大老闆的豪華辦公室。辦公室的牆上掛滿了證書、獎狀、榮譽表揚，以及過去的老師或各住院醫師的簽名照片。亞伯拉摩維茲醫師雙腿擱在寬闊的辦公桌上，頭彎下來，閱讀用的眼鏡擱在鼻尖，眼睛直瞪著我。

「請坐。」

我乖乖坐下，整個人差不多陷在那張豪華大椅子裡頭了。大老闆坐直了身子繼續說下去。

「聽說你發現我們一個病人得了肺癌，而原本第二天他就要動頸部手術？」

「我剛巧看到他有霍納氏症狀，就這樣而已。因為那時候已經天黑才會那麼明顯……要是在白天，誰也會看漏，其實我是運氣好而已。」我有點緊張。他是不是在追究醫院內正式醫師的責任？

「不管怎麼樣，你還是讓他少開一次刀。聽著，我們這裡需要優秀的人才。等你畢業要不要來這裡工作？」

「做什麼工作？」

他笑起來。「做這些工作，神經外科。加入我們。這工作很艱巨，但我們的醫院是全美國最好的，也就是說，是全球最好的醫院了。」

我呆住了。「我要好好想一想。」

「唔，不要想太久了。每年我們只有兩個空缺，應徵的總有一百多人，我們喜歡在事前幾年就挑好人。」

謝過他之後，我匆匆忙忙退出來。這真是個榮譽：舉世聞名的外科醫生邀請我加入他的醫療團隊。但有件事讓我不安：如果這是這麼大的一個榮譽，為什麼會頒給走運看對了一個病人的傢伙呢？我想起喜劇明星馬克士（Groucho Marx）說過，他不想加入任何笨到讓他加入的鄉村俱樂部。

而且，為什麼要在事前幾年？我又想起一位小學同學大衛，他才十四歲便已決心讀神學院了。也許外科手術住院訓練就跟念神學一樣：七早八早在他們還沒弄清楚狀況之前便挑上他們。

至少大衛後來變聰明了。他現在已生了三個小孩，以賣保險為生。

第三章

魔法師的袍子

一個陌生人走到他面前，將一根武器插進他的鼻子，
害他鼻血流得像噴泉一樣，
而他卻謝謝我為他所做的一切！
我看著身上的白袍。
這絕不是一件普通的衣服，
它一定是魔法師的袍子。

亞伯拉摩維茲醫師問我要不要「加入他們」時，我在念醫學院的三年級，在醫院見習的第一年已經過了一半。當時我被分發到榮民醫院。榮民醫院的全名是Veterans Administration Hospital，當地人簡稱它為VA，或者是語帶諷刺地稱之為「Vah溫泉度假村」——雖然VA實在一點都不像溫泉度假村。事實上，VA窩在大學的美式足球體育館後面，外形看起來像一九五〇年代的政府建築：平淡無奇、四四方方的像個盒子，黃磚牆上沾滿了從工業區飄過來的煤煙灰。

我們的VA是全美國各榮民設施中較好的一家，大部分的員工都盡心盡力地工作，不過政府的官僚習氣隨處可見，例如沒有停車位（除非你是管理階層的一員）、繁瑣的文書作業以及過時老舊的器材。而管理階層呢，他們曉得反正永遠不會被炒魷魚，最後都恰如其分地成了一群遊手好閒的寄生蟲。令人驚訝的是，醫院的效率不彰並不是因為錢不夠，事實上VA的預算充足；掐著這家醫院喉嚨的是各式規範而不是窮困。

不過對我而言，VA代表了許多溫馨美好的回憶。對醫科學生和住院醫師來說，儘管院方問題層出不窮，這幢霉爛潮濕的建築物所代表的，是凌晨三點大家還聚在一起，邊吃已經變冷變硬的比薩，邊高談闊論各種醫學奧秘；它代表了我們花在整理比病人還高的一疊疊病歷的精神及時間；而這也是像我這樣一個醫學院三年級娃娃臉可以被尊稱為「醫師」而旁人不會發笑的地方。

回想VA的日子，工作時間長、管理不足、令人生氣的事情很多，但大家勉力給這些曾為國家服務的男男女女提供高品質的醫療照顧，還是讓我們很有成就感。由於政府成了我們的共同敵人，因此住院醫務人員之間往往培養出深厚的感情，許多甚至成為一輩子的朋友。例如負責帶我的實習醫師占姆，二十年後依然是我的好朋友。

一般人談到「醫學」時，心中所想的包含了醫療的各個層面，從皮膚病學到骨科到小兒科。對外行人來說，任何拿到醫學學位的都是在從事醫學的人。但對醫生而言，「從事醫學」者指的是內科醫師——而不是外科醫師、放射線治療師或精神科醫生。內科住院的訓練，是要教我們如何處理成年病人的非手術健康問題，像糖尿病、高血壓或肺炎等。

在VA的九個星期——也是十分關鍵的九星期中，我學會了許多比較簡單的當醫生技巧：抽血、看X光片、解讀心電圖以及開藥方等。我如飢似渴地學習這一切。

在神經外科受訓的時候，除了拆線縫線以及輕敲病人胸腔聽診之外，便沒機會做什麼別的了。內科卻將我帶到醫療的另一個層面：侵犯另一個人的權力——而且是合法的。我們領有牌照，可以將戴上手套的手指伸到別人的直腸裡、在他們的脊椎部位一針刺下，或是將水管一直塞到別人的結腸中。

第一次嘗到這種令人飄飄然的權力，是在VA第二個星期的時候。那一次，占姆遞給我一根鼻胃管，還有一盒KY膠凍潤滑劑，告訴我他在大病房有一位患了肝硬化的病人，要我將這條「塑膠蛇」插到患者體內。這位病人因為腸子阻塞而有噁心的感覺，因此需要靠這條導管來協助減低胃部的壓力，好讓他舒服點——如果你覺得讓一條半吋粗的管子塞在鼻子裡會比噁心感更舒服的話。

「你看過我這樣做起碼十幾次了，」占姆一邊趕著去開會一邊向我再次保證。「你只要將導管塞進他的鼻子裡，等通到他嘴巴後方時，叫他把管子吞下去……當他這麼做時，你就迅速地將管子往裡送。送進去大約兩呎之後，抓一個五十毫升的針筒，打些氣進去，同時用聽診器聽他胃裡的泡泡聲音，這樣你就知道導管確實通到他的胃，而不是跑到他右邊的支氣管裡。」

我點點頭走向病房，心怦怦亂跳、手心冒汗。當時VA還是經常將十幾二十個病人放在同一個大病房中，病床和病床之間只有薄薄的簾幕隔開。私人醫院一般只讓兩位病人住在同一病房中，許多新醫院更全是單人房。然而，上了年紀的老榮民喜歡有人作伴，甚至會主動要求住在大病房裡，因此VA也很少接到什麼投訴，一切就相安無事地繼續下去。

走到病房，看到我的目標坐在床上，腹部脹得鼓鼓的，手上拿著一個藍色的嘔吐用盆子。他年紀已不小，身材矮胖，鼻子圓圓的，泛滿紅光的臉上浮現一些細細的、蜘蛛網狀的血管。他很有禮貌地笑了笑，我們交談了一會兒，他說話帶著一絲絲南方口音，顯然他是在喬治亞州度過童年的。他東拉西扯地談他在二次世界大戰期間的經歷，當時他是個轟炸機機師，經常飛到柏林出任務。

老榮民伸出他滿是皺紋、飽經風霜的手，要我看他那枚刻了許多細小翅膀的鋼戒指，以證明他所說的英勇事蹟全都確有其事，好像他也曉得，眼前身形臃腫的他，不大能讓人相信當年他曾經也是個身材修長、穿著皮衣的空軍健兒。唉，柏林已經是差不多四十年前的事了，戰時英雄現在只是個退了休的農夫，肚子裡帶著一個出了毛病的肝。

一切進行得很不順利。我就是沒辦法將管子從他的右鼻孔弄進去。於是我再試左鼻孔，但還是沒成功，只好再回到右邊。這時病人的左鼻孔已經流了不少血，好像幾條小河般流下來，進入他的嘴巴，再滴到他的綠色睡衣上。

終於，管子通過了鼻腔，彎進老榮民的喉部。我還來不及說「吞」，他便猛烈地喘氣、嘔吐，我們兩人身上都沾滿了他的嘔吐物，而原先正要進入喉嚨內的管子，一端從他的嘴巴被吐出來，但另一端仍然穿過他的鼻腔，懸在鼻孔之外！我嚇壞了，粗暴地將管子拔出來，好像在發動船尾馬達似的。他尖聲急叫——然後他的右鼻孔也開始流血了。我從旁邊的洗手槽那兒抓了些紙巾，弄濕之後，盡力幫他止血以及清乾淨。

「十分十分抱歉；我們等一下再試好了。」我虛弱地道歉，害怕他會對我的無能大大生氣。

然而，他只吸了一口氣，微笑。「沒關係，醫師……謝謝你替我做的一切。」

我簡直是從病房逃跑出來的。站在走廊上，我讓自己重新整理一下頭緒。這個人怎麼了？一個陌生人走到他面前，將一根武器插進他的鼻子，害他鼻血流得像噴泉一樣，直到他將午餐全吐出來才停止，旁邊還有六個病人在看著呢！如果在路邊，這絕不會被稱為醫療程序，而是暴力毆打——還有目擊證人呢！然而，讓人詫異得不得了的是，他很感謝你，謝謝你「替他做的一切」！

我看看身上的白袍。這不可能只是一件普通的衣服，一定是什麼魔法師的袍子。這一件白色的東西是我唯一的資格，它不只讓我免於被控襲擊老榮民，反而還令他感激萬狀。

往後的日子裡，我對某些病人做過更糟糕的事情，不單是令他們流鼻血和嘔吐而已。但無論如何，我又跨過一個里程碑了。當我將那根黏滿血液膠凍的鼻胃管丟掉時，我生平第一次領略到當醫生是怎麼回事。

那種令人飄飄然的權力。

我不是很確定是否會喜歡這種狀況。

＊　＊　＊

任何跟醫療扯上關係的電視劇好像至少都會出現「心搏停頓」的場景。表情嚴肅的醫生拚命在替某個瀕臨死亡邊緣的病人急救——電擊、用力捶打病人的胸部等。這種鏡頭出現之頻繁，就算是外行人，也許單憑看電視就已經學會怎樣救助心搏突然停頓的人。

在擔任住院醫師期間，晚上我在城裡另一家醫院的急診部門兼差。有一天晚上，我在走廊上替一名心臟病突發的病人做心肺復甦術（CPR），另一名病人逛到我面前，指著奄奄一息的病人，問我有沒有試過替病人心臟注射腎上腺素？我不客氣地叫他別多管閒事，將他送回去候診區之後，趕忙依他的話拿出心臟注射針筒。我的病人後來活過來了；感謝電視機。

每當發生「心搏停頓」的狀況，醫院都會廣播通知大家，而各家醫院都會使用一套暗語。很多醫院喜歡用「藍色代號」，但我們醫院內則是用「A級狀況」、「藍色警訊」或者是「呼叫白醫生」。於是，廣播員那魂不附體的聲音透過各個喇叭聲大叫「呼叫白醫生！四八三五號房！」專責救援的小組立刻瘋狂地衝向四八三五號病房，手裡拖著救生器具。

這些代號的用意，是避免嚇到病人的家屬（雖然很多時候家屬們確實應該被嚇到）。只不過是「白醫生」請到四八三五號房而已嘛，沒什麼大不了的。

事實上，像「呼叫白醫生」這類委婉說法，對於減輕大眾的焦慮沒什麼幫助。想像一下午餐時分，在人潮洶湧的醫院餐廳裡，廣播人員一小時以來都優美鎮定地唸著：「納爾遜醫生，請撥內線五五四五……魯森布隆醫生，請打電話至急診室……」突然間卻尖叫起來：「呼叫白醫生！門診手術室！」一下子連續呼叫了三次，餐廳內十幾個醫生東西吃到一半，忽然將刀叉丟下，餐盤一推，拎起裝滿器具的金屬箱子奪門而出！

「白醫生」還有一些令人發笑的副作用。有一天早上，我們在三小時內被呼叫了五次

「白醫生」，等我們以為最壞的都已經過去時，突然第六次「白醫生」呼叫又出現了，這次是要我們去九樓的一間私人病房。當我們衝進房裡時，看到一位雖然上了年紀但看起來很結實壯健的紳士坐在那裡，邊喝咖啡邊看《華爾街日報》。

「是誰心臟停頓了？」我們心肺復甦小組裡的資深住院醫師很生氣地問。

「我沒有請人來拯救誰的心臟，年輕人；我只不過是請播報員替我請白醫生來。我的內科醫師啥也沒用，而我一早上都聽到別人在呼叫這位白醫師。我想如果他這麼熱門的話，那麼一定是個好醫生！」

幸好，當年VA沒有這種公開的廣播系統。接線生透過呼叫器來找尋急救小組。身為正在受訓的三年級生，每隔幾天我就會被分發到急救小組。小組成員包括資深住院醫師凱蒂、實習醫師占姆、醫學院四年級的潘美娜以及我。每個值班的晚上，我們的呼叫器至少都會響一次，接到呼叫後，大家從各個樓層飛奔到出狀況的地點，找到那位不幸的、已經「CTB」的病人。CTB是醫院用語，即「已經停止呼吸」（ceased to breathe）的意思。可憐的病人CTB的理由很充分，例如罹患癌症或已經活到比誰都久，但醫院還是依慣例向我們求援。

進行心肺復甦術之前，凱蒂會先瞄一下醫院提供的名單，看看有哪些病人是屬於DNR——不要做心肺復甦（do not resuscitate）——的一類。在那個年代，生前預立遺囑或開誠布公地討論使用維繫生命的系統等問題，仍不像近年來這般普遍，因此即使是明明沒什麼希望的病患，我們仍然要盡力一試。

於是，該樓層的護士將載滿藥物及電擊器的大紅推車推到病房來，我將ＥＫＧ（心電圖）接起來，潘美娜負責抽血，凱蒂替病人做氣管內插管。接著我們三個比較資淺的人就輪流壓一次很大的綠色氣袋，將氧氣打進病人的肺裡，凱蒂在旁發號施令。很多時候，我們請醫院的呼吸治療師來幫忙最累的部分，就是替病人施行胸外心臟按摩。理論上這就能將血液擠進已經紋風不動的心臟。

雖然親眼目睹過幾十次這樣的狀況，我卻從未看過病人真的死而復生。心電儀器上出現的那條已成平直線條的波形，並未因我們的努力而重新起伏，沒有任何一個心臟再度跳動、腦子搶救回來。病人就那樣去世了。

我並不想貶低ＣＰＲ的價值。在少數的情況下，例如差點被淹死的人、心臟病剛發作的人、被電擊的或被煙嗆到的人等等，ＣＰＲ及類似方法都有可能救回一命。但一個罹患糖尿病且心臟衰竭的九十歲病患就另當別論了。當這樣的病人心臟停頓下來之後，它就永遠停下來了。而這也是電視影集不會告訴大家的一個事實：施用心肺復甦術的例子中，超過九五％以上都無法成功；其中少數被救回來的，大部分也會在一星期內去世。

那麼，那些瀕死經驗又怎麼說呢？看到一團亮光及其他怪異現象的個案呢？還有，那些學過ＣＰＲ、腦筋快、救回倒下的路人的童子軍呢？我們還頒英雄獎章給他們哪！很抱歉，以上許多所謂「心搏停頓」的例子其實並不是真的心搏停頓。舉個例子，如果有人在大熱天裡昏倒，脈搏可能暫時性的慢下來，甚至經驗豐富的醫務員都會被愚弄，以為這個人的心臟停頓了。有一次，我碰到一位體型龐大的婦人。她的呼吸停頓了——也許只不過是人家這麼告訴我的；但她的體重實在超過標準太多了，全身上下哪裡都感覺不到脈搏跳動。於是，我跨坐在她的大肚皮上，雙手開始用力壓她的胸骨。她突然驚醒過來，問我究竟以為我在做什麼。我滿臉通紅回答她說：「你相不相信我在救你一命？」

＊　＊　＊

我將醫學院三年級訓練期間僅有的那麼一點點餘暇，花在免疫實驗室裡，進行一個小小的研究。我的題目是研究白血球如何在一滴一滴的海藻膠體上移動。海藻膠體是從海藻抽取出來的透明植物膠。我們將血液和溫暖的海藻膠體混在一起，小心翼翼地一小滴一小滴地滴到培養皿中。「一小滴」是真的很小一滴，小到需要顯微鏡的協助，而且要練習很多遍才能滴好。

瑪莎來自英國，是實驗室的技術員，她教我很多製造那些小滴的技巧。剛開始試的幾次，我的手在顯微鏡下顯得有點顫抖，雖然平常以肉眼看來我的手一點都不抖，但在顯微鏡下，卻看得出由於我的手指會旋轉晃動，因而無法滴出漂亮的小圓滴。但瑪莎的手像石頭般穩定，於是她很快就對我不耐煩。

「你為什麼這樣緊張？」她直接問。

「我沒有緊張！弄這些笨點滴有什麼好緊張？」畢竟——我在心裡偷偷想——我還曾經讓別人受過鼻胃管的苦刑！

「它們不『笨』，」瑪莎憤怒地嗤之以鼻。「我們在研究多發性硬化症的成因，這沒有什麼笨可言，先生，這可一點都不笨。」當她生氣時，英國口音就更濃重明顯；有時候我就是喜歡折磨她，聽聽她的ＢＢＣ（英國國家廣播公司）說話方式。

「呃……我一定是喝太多咖啡或怎麼的……就這樣而已。我們晚點再試吧。」

專注在顯微鏡中的她抬起頭來，綠眼睛帶著懷疑的神色斜瞄著我，「好吧，晚點再試。你沒打算靠那樣的一雙手做腦部外科手術吧，老頭子？」

這句評句簡直損到我的骨子裡去了，好像她能看穿我的心思似地。我緊張地笑著，回不出話。

當她跑到另一個房間之後，我繼續把玩顯微注射器，努力讓雙手穩定下來。練習了足足一個小時之後，我終於弄出了幾滴很不錯的小圓滴。

終於水落石出了：是咖啡作祟而已。

可是，瑪莎走之前所說的話在我腦海中盤旋不去。她根本不曉得自己在鬼扯些什麼！我想走哪個專科就走哪個專科！就算腦外科也一樣行！但我怎樣才知道自己是否做得到？只有一個方法。我拎起電話，打到神經外科的辦公室。

是的，我想「加入他們」，成為其中的一份子。

第四章

月黑風也高

傑克在一個冬夜裡

逛到院裡來躲避寒冷以及「狼群」。

傑克病發時通常會說被狼追，

兩年前還只是一群狗——他的幻覺一直在升級。

我們弄不太清楚的是，究竟他是真的害怕那些幻覺，

或者他只是想進來住一晚。

醫師幫他打了一針安神劑，將他送回街上。

雪花細細碎碎地落下，灑在他身上，

灑在人行道上，好像鋪上一層糖粉般。

傑克拉了一下他那單薄夾克的領子，

慢慢地沒入黑夜裡，獨自去面對他的狼群。

在醫院受訓期間，時間好像都過得很快，只有在精神科時例外，我覺得這一科很是單調乏味。雖然這裡的病人都頗為有趣，可是整體的治療步伐太緩慢了。那六星期，我被分發到「情感性精神病房」（ADU, affective disorders unit），這是大學附屬精神病治療中心的一個單位。ADU所接收的病人，全都是在情緒方面出現嚴重失調的人。來這裡就診的，大多數是憂鬱的中年婦女，或者是狂躁十分、情緒失控的年輕人。此外，在ADU還有不少思覺失調患者（編按：「思覺失調」的舊稱為「精神分裂」）。其實思覺失調並不算是「情緒失控」的一種，而是一種「思想失調」，是心理上出了毛病，原本這些病患應該被安置在管制病房之內，但由於大學治療中心這樣的病床有限，因此任何地方只要有空病床，院方就會將似乎無所不在的思覺失調病患安排住進來。

我們的周遭有許多業餘「心理學家」，他們喜歡隨意分析同事或朋友的心理狀態。比方說，在行銷部的工作狂，有「躁症」。住在隔壁的鄰居某太太，則由於女兒離開她去上大學而「陷入抑鬱」。還有，住在街尾的約翰，鐵定是個思覺失調病患，百分百的瘋子等等。

如果行銷部的那位同仁單單由於每天最早到兼最晚退，就被說成有躁症；那我碰到過的一個營造商，他一邊讀著聖經、一邊踩著健身腳踏車、一邊口述一封信（秘書在旁記錄），同時還向我抱怨政府裡太多猶太人會引起的危機！你會怎樣看待這樣一個人呢？

而你的家庭主婦鄰居，只不過因為每天早上看到女兒離家當天所拍的照片便潸然淚下，你就斷定她罹患了亟需治療的憂鬱症了嗎？這跟我見過的一位祖母——每天蹲坐在地上十八小時，頭拚命撞著地面，嘴裡不停唸著「上帝，讓我死」——比起來，實在不算什麼了吧？

至於住在街尾的那個怪胎，也許只是因為喜歡穿黑襪配白網球鞋，以及跟他的盆栽講話，就被定位為思覺失調了？那麼，有一次醫院裡的一位護士助理說，撒旦告訴她肚子裡懷了凱撒大帝的兒子，最後拿刀猛刺自己的陰部，甚至切掉了一部分的子宮——這個護士助理又應該被稱作什麼？

在醫院裡看過的所有精神病症之中，最令我著迷的，要算是思覺失調了。這是個既殘忍又讓人不解的病，它剝奪了我們之所以稱得上為「人」的特質，亦即我們的「理性」。思覺失調的英文名稱「schizophrenia」源自希臘文，即「分裂的心靈」的意思；但許多人仍然將「思覺失調」和罕見的「人格分裂」或「多重人格」搞混。諷刺的是，思覺失調患者連一個完整的人格都不具備了，遑論兩個或更多個人格。這些病患的特徵是冷漠、思考錯亂，與人交談時往往毫無邏輯地從一個話題跳到另一個話題，經常感到被迫害，最後出現幻覺——聽覺的或視覺上的幻覺（幻聽較為普遍）。

事實上，思覺失調之所以會形成，乃是由於腦部裡的一種化學物質「多巴胺」呈失調狀態。多巴胺也就是引致帕金森氏症的同一種化學物質。粗略地說，多巴胺是腦部某些神經元軸突末梢所釋出的一種化學物質，它在運動的控制與增強方面非常重要。帕金森氏症就是由於腦部某些部位多巴胺含量不足所造成的；如果多巴胺過多，則出現思覺失調的症狀。一九五二年，醫學界引進「酚噻嗪衍生物」，這種鎮靜劑可使多巴胺的失調回歸正常。在此之前，人們所使用的治療方法從愚蠢的（將病人泡在冰水裡）到危險的（開腦手術）都有。而儘管過去四十年來已經發展出一系列的相關藥物，可是思覺失調的治療依舊只能說差強人意。許多病人抗拒這種治療方法，慢慢不想再服藥，或者是服用後出現永久性副作用，而變成了類似患了帕金森氏症。

有些人相信，思覺失調是一種現代人才有的病，因為過去的歷史學家從未提過這種病。也有人認為，以前的社會只不過是忽略了這些病患，是將他們當成魔鬼上身而未繼續追究。可是，這麼明顯的症狀為何會被人們「忽略」，彷彿從未發生過？

在今天的美國，差不多每一百個人之中就有一個思覺失調患者。一%的人口苦於此疾，可是由於有紀錄的病例一直很少，來自政府的研究經費相對就更少了。如果在今天的社會中，大家對於思覺失調病患尚且視而不見，那麼歷史上對於他們的忽略，就變得可以理解了。

多年前，偉大的醫學散文家路易士・湯瑪士（Lewis Thomas, 1913～1993）寫過一篇極其深刻、關於死鳥的文章。他指出，我們絕少看到死掉的鳥，至少不如預期中那麼多。夏天裡，天上經常看到鳥群飛過，城市裡的鴿子多得好像老鼠全都插上了翅膀般，輪船的周圍以及海灘上也往往有大批的海鷗盤旋，然而我們很少看到死掉的鴿子或海鷗。似乎鳥兒們警覺到，牠們的屍體會污染到活體的世界，因此瀕臨死亡的鳥兒直覺地躲到深山大澤去了。

思覺失調病患也一樣。他們的不常見並不表示有病的人少。事實上，他們散布在裝了鐵柵的小房間裡、在中途之家、在監獄內或者躲在閣樓上，尋找他們的天堂。

我面對的第一個思覺失調病患者叫傑克，是個流浪漢，在一個冬天夜裡逛到院裡的「分析中心」來躲避寒冷……以及「狼群」。「分析中心」只是個較溫和好聽的名稱，事實上就等於急診室。我們的精神科住院總醫師叫我和另兩名醫三學生跟傑克聊一聊，面談之前她遞給我們一本三吋厚的檔案夾，上頭寫著「傑克，男」。看來傑克是中心的常客。

面談室是個很舒服的小房間，藍色的牆壁，椅子柔軟，中央放了張仿木的長桌。傑克坐在桌前，手肘撐在桌子上。他看來大約四十歲，暗無光澤、骯髒的咖啡色長髮披散在拱起的肩膀上，亂成一團的鬍子則隱約顯現花白。身上穿著的薄外套只適合春夏天，而不是嚴冬的一月，更何況外套還破破爛爛的。傑克臉色慘白、面貌普通，除了他的眼睛。那一對狂野、眨也不眨、黑色雷射般的眼睛，直直地看著我，眼神好像能夠穿透我的身體。

我們走進房間時，兩位同事將傑克的病歷塞到我的手中，同時一陣狂亂地搶著坐在傑克背後的兩張椅子，只留下面對他的椅子給我。然後我這兩位「朋友」跟我揮揮手，示意可以開始談話，一邊偷笑，一邊還捂著鼻子。我稍微欠身，開始自我介紹，同時感覺空氣中的尿騷味、體臭味愈來愈濃濁了。我伸出手要跟他握手，但傑克理都不理我。

飛快地翻閱了一下檔案，發現傑克從小身心就很不健康，高中一年級輟學，之後在賓州、俄亥俄州穿州越界，找些零碎工作來做，直到他的行為愈來愈怪異，古怪到連單純使用勞力的工作都不能用他。有一家洗車店炒了他魷魚，因為他不停地擦同一輛車子，擦了十幾次，據他說是「害怕車主會因為感染細菌而死」。另一家替人剪草的小公司，則無法忍受傑克動不動就被剪草機嚇到，經常躲在樹叢後面幾個小時都不肯出來。還有一家超級市場，只用了他半天就將他解雇。

二十五歲那一年，傑克終於被診斷為思覺失調，被送到州立精神病院，三十三歲時又被轉送到中途之家。在那裡待了還不到一年，他便跑到街上，從此流浪街頭。每六個月左右，他就會來分析中心報到一次，通常因為天氣轉冷，或者是他最害怕的幻覺——一群追著他的狼——愈來愈讓他受不了。此時，中心的人員會替他打一針安神劑，這劑藥的藥效大概可以維持一個月——有時更久——然後再將他送回街上。偶爾他會住進來一、兩星期。

我怯怯地開始問他：「傑克，能不能告訴我們你今天來這裡的原因？」

有幾分鐘他什麼都沒說，光坐在那裡盯著房間四周看，嘴巴歪來扭去的（這是吃藥後產生的部分副作用），然後，突然爆出一句：

「狼！」

「狼？」

「對，有一群狼在外頭，牠們最喜歡吃街頭的肉了。天！去年牠們就已經把我吃掉了……如果我有槍，就可以跟牠們對抗……現在牠們勢力太大了。」說著說著精神好起來了，聲調平板但話說得很快。「昨天晚上牠們追我追到格蘭街，吃掉我的老友湯米。狼都先從內臟開始吃的，你知道的，牠們將你整個掀過來從背部抓下去，像這樣……」傑克用他滿是菸漬的指甲瘋狂地刮著桌面——「然後將你的內臟扯出來吃，內臟大便全都吃掉。可憐的湯米，天殺的……如果我手上有槍他就……但他們又不准像我這樣的人帶槍。從越南之後就不准了。不准了……」

「你在越南待過？」

「我待過越南、俄羅斯、古巴……中情局（CIA）送我到世界各地。我是特種部隊。對那群狼來說我們都是漢堡肉。對呀，湯米和我都打過越戰，那些狼就是從那個時候開始盯上我的。狼是越共派出來的，一九七一年之後那些雜種就一直都在追著我。那些髒狼，媽的，讓我在這裡等吧，不要給那些狼追到，把我關在籠子裡也無所謂。」原先瘋瘋癲癲的眼神漸漸淡去，換成充滿絕望、恐懼但誠懇的神情。

連續十分鐘傑克就這樣說個不停，從一個話題跳到另一個，像顆彈珠一樣。這情形就好像康拉德（Joseph Conrad, 1857～1924，波蘭裔英國作家）的小說《吉姆爺》（*Lord Jim*）裡，其他人想從吉姆口中得到什麼有意義的話一樣困難；小說裡的一個角色馬斯洛覺得，這簡直就像企圖只用木棍敲打，就能找出密封的鐵罐裡藏的是什麼東西一樣：你聽到一大堆聲音，但裡頭一點有意義的資訊都沒有。這真是形容精神病患者談話內容的最佳說法。

找機會打斷了這個面談之後，我跑去找我們的上司。她在休憩室看電視。

「怎麼了，」看到我們之後她說：「覺得傑克如何？」

我根據剛剛匆忙記下的筆記，說了一遍狼群、湯米和越南的事，最後結論：「他有點令人害怕。」

「思覺失調病患好像響尾蛇，」她面不改色地說。「他們看起來很嚇人，但事實上他們怕你怕得要命，其實不怎麼危險。相信我，『人格異常』才真的可怕多了。湯米是傑克的弟弟，他在可口可樂公司當程式分析師。傑克經常提起他，雖然他們已經很多年沒有說過話了。傑克還在醫院時，湯米在越戰中受傷，當傑克病發時通常會說被狼追，兩年前還只是一群狗——他的幻覺一直在升級。我們弄不太清楚的是，究竟他是真的害怕那些幻覺，或者他只是想進來住一晚。我想是他的幻覺——對病人來說這些幻覺一點都不虛幻，它們真的要命，好像清醒時的惡夢一樣。如果他只想進來住幾天，他大可使用暴力或者自殺，那樣他就得到三〇二了，但他從來沒這樣做過，至少到目前為止還沒發生過。」三〇二是指非自願住進精神病院，只有當病人可能對自己或他人構成威脅時，醫院才能強制性地要病人住在院裡。

她給傑克打了一針安神劑，將他送回街上。我目送著他痙攣抽動的身體走出自動門。那些改變他腦袋運作的藥物對他沒啥幫助，只能讓他的步伐變得和他的思想一樣怪異扭曲。雪花細細碎碎地落下，灑在他身上，灑在人行道上，好像鋪上一層糖粉般。傑克拉了一下他那單薄夾克的領子，慢慢地沒入黑夜裡，獨自去面對他的狼群。

＊　＊　＊

那一年的五月，我從醫學院畢業，同年七月開始擔任外科住院醫師。跟實習醫師一樣，住院醫師也要在各科間輪調，盡量吸收最廣泛的經驗，然後才轉進單一的、專門的科目。做為新科ＭＤ，我首先被派到心臟外科。終於讓我等到了！

心臟外科的服務對象從成人到小孩都有。這種病有個奇怪的特性：病人要不年紀很小要不就年紀很大——很少在中間的。他們如果不是已經七十歲，正要接受冠狀動脈繞道手術（CABG, coronary artery bypass grafting），就是只有三天大的小嬰兒，正等著醫生為他或她修補大自然「搞砸了」（即先天有缺憾）的心臟。住院醫師喜歡替ＣＡＢＧ加上幾個字母變成 CABBAGE（捲心菜），方便稱謂。

輪調的住院醫師一般來說都不需要擔負多重要的責任，但這並不代表我們不用工作，單單是不怎麼重要的事情就夠忙不完了，我們往往連續待在醫院裡工作個兩、三天後才回家。每年，至少會有一、兩個心臟外科的住院醫生，因為開車在等紅燈轉綠時睡著而被警察開罰單。

我們的主要任務，是在晚上隨時待命，在手術進行時擔任「人工牽引器」。一般的牽引器是用來牽拉傷口的。白天的時候，我經常幫忙將微微顫動著的心臟翻過來，好讓醫師將要移植的血管縫到心臟背面上。這些心臟暫停跳動時，被保存在冰冷的鹽水裡，我手指因捧著它們而凍僵了，直到手術完畢很多個小時之後，才從冰凍中逐漸恢復感覺。

晚上的緊急召喚最叫我驚怕。心臟病人往往在剎那之間變得不穩定，偏偏我在心臟外科方面的知識幾近於零！而其實睡眠的機會也差不多接近於零——在呼叫器響起至下一次響起之間的短暫空檔，通常都花在研究用藥分量手冊上。許多時候，上一分鐘我們被叫去照顧重三百磅的大個子，下一分鐘卻要處理四磅重的小嬰兒。

我生活在永遠的恐懼中，害怕某個病人出現「心包填塞」，那就是在手術過後，心臟周圍積血塊，抑制了它的搏動。如果無人理會，哪怕只有幾分鐘，病人就會沒救。碰到心包填塞時，我們絲毫不能遲疑，需立刻撕開縫好的皮膚，剪斷繫著胸骨的鐵線，將才鋸開不久的兩半胸骨弄開，將瘀血塊取出。在每個剛動完手術的「捲心菜」身旁，都有一套剪傷口縫線的剪刀以及剪鐵線的剪鉗，貼在病床邊，為的就是這類的美妙時刻。

病人都會活下來——只要我們發現得快動作也夠快。不過這是緊急行動，根本沒時間做任何麻醉手術，因此三更半夜將醒著的病人胸腔打開，讓他們看到自己心臟跳動，絕對不是我最喜愛的前五項日常活動之一。每次心臟手術做完，將傷口縫起來的時候我都祈禱：「拜託，讓這傷口收乾，不要流血……今晚不要發生心包填塞！」

心臟外科是個艱苦的行業。通常你得完成六年的一般外科手術訓練，緊接著是二或三年的心臟專科訓練，才能成為一名正式的心臟外科專科醫師。手術一做就好幾個小時，病人在手術過程中突然死亡是常有的事。由於訓練是如此的艱苦，心臟科所吸引的人才，一般都有著海軍陸戰隊般的意志；他們真心喜愛這一行業，因而苦難全都化作甘蜜。這些人穿的T恤上往往寫著「心中最佳工作」。

我的上司瑪姬正是這種軍隊式訓練的最佳範本。一天晚上，急診室呼叫瑪姬和我，要我們檢查剛從另一家醫院空運過來的一位老婦人。這位病人已經奄奄一息，只靠氧氣系統勉強維繫著她在地球上的殘餘生命，否則幾小時前她早就可能魂歸天國了。在上一家醫院做心導管檢查時，他們發現她的二尖瓣（又稱僧帽瓣）出了大問題。二尖瓣是位於左心房和左心室之間的活動瓣膜，當來自左心房的新鮮血液進入左心室時，二尖瓣便會關閉，以防止血液回流至左心房。由於心臟病突發破壞了二尖瓣的功能，這名老婦的二尖瓣一直卡在打開的位置，於是，心臟每跳動一次，血液就回到左心房內，無法經由大動脈進入身體裡。如果不立即替她換上人工瓣膜，天亮之前她就會死掉。

瑪姬才剛連續處理完兩個「捲心菜」，已經疲累不堪了，她撐起重重的眼皮，瞄了一下心導管檢查報告，輕輕地搖頭。我預期她會發飆，一拳打在桌上，抱怨這些做不完的工作。

我在其他科受訓時，看過住院醫師抱怨怎麼永遠下不了班。然而相反地，她向我惡作劇地笑了笑。「法蘭克，我們要做二尖瓣手術了！噢，小朋友，這太好了……你一定會愛死這手術的！」她開開心心地跳到電話旁聯絡急診室。我心裡想：她實在應該換個步調，去打打保齡球之類的。

＊　＊　＊

在子宮裡，胎兒並不是用肺呼吸，而是透過臍帶來獲取氧氣。尚未出生的小嬰兒，擁有一套很精巧的分流系統，將血液導至母體的胎盤內，而不會流進肺部。等到出生的剎那，分流系統自動關閉，臍帶封閉，血液轉而流進之前從未啟用過的肺裡。

對心臟外科醫師來說，胎兒出生前後的血液分流系統可能隱藏了兩個嚴重後果：有時候，當某些嬰兒出生時，分流系統中該關閉的部分並未關上，因此需要靠手術刀來完成這個未完的程序；此外，出生前胎兒的血液循環十分充足，因此許多心臟上的缺憾往往逃過檢驗，直到在產房內才會被發現。這時候，心臟外科醫師必須從頭做起，替小嬰兒打造新心。

儘管許多先天性心臟畸形已被確認、記錄在文獻內，且被命名，例如「法祿氏四畸形」、「完全反常靜脈回流」、「左心室發育不全」等，但其實各種不同的先天性畸形都是十分獨特的，甚至像指紋般各不相同，因此才會有所謂的「搞砸了的心臟」這樣的統稱。

有些先天性畸形，在嬰兒降生後才幾分鐘就又讓他（她）回歸塵土；另一些較沒那麼嚴重，可以等許多年後再加以矯正。不過大部分的情形卻是介於兩者之間，這些小嬰兒的心臟足以讓他們撐上一、兩個月，但卻沒有好到能用上多少年。碰到這種時候，醫師必須決定這些畸形是否能夠修補。假如不能，這些小孩只好等待死亡的來臨，或者加入等候換心手術的名單上。

ＢＧ（baby girl）麥堅納，一個右心室太小的女嬰，在預產期之前一個月、爸爸媽媽還來不及替她取名字時，提早來到這個世界。右心室的功能，是接受來自靜脈的無氧血液，將之送進肺部以便重新補充氧氣。打從出生之後，ＢＧ的情形每況愈下，惡化得很快，於是被送到小兒心臟科來。那個晚上剛好我不用值班。等到我在早晨五點鐘到醫院巡房時，在小兒科加護病房看到這個泛藍色的小生命，放在各種呼吸器當中，只等手術房一有空檔就動手術。瑪姬早已穿好手術衣，坐在我們那張巨大的安樂椅中，緩慢地前後搖動。住院醫師都尊稱這張安樂椅為「指揮椅」。

「我不曉得我們還能替這個小傢伙做些什麼，」她說，喝了一口汽水。「哈特利和我會替ＢＧ動手術，現在只等他們弄完那個創傷的病人。」哈特利是小兒心臟外科的主任。

那真是棒極了，我心裡苦笑。這晚輪我值班，ＢＧ和我要共度這個多采多姿的晚上了。像ＢＧ這麼小的嬰兒經不起心肺機的折磨，因此手術的進行也不同於一般，必須使用「極度降溫」的方法。這個做法是將小嬰兒放在冰塊之中，直到嬰兒進入生機停頓狀態，心臟暫停跳動，然後盡力加速進行心臟修補的工作。

某些蛙類或魚類在經過冷藏及解凍後，依然能夠存活，且看不出任何傷害。但小嬰兒既不是蛙也不是魚；人體內沒有抗凍蛋白，小嬰兒一旦經過極度降溫的瀕死階段，待體溫重新回升之後，將會造成血液凝結機制錯亂、肝臟不穩、腦部功能不良等，真的是百病叢生。

我看著指揮椅，瑪姬坐在上面。坐在這張椅子上的人，擔負著小兒心臟科加護病房發號施令的責任。我們許多人都在椅子上度過許多個晚上，身上裹著毛毯，心情慌張地搖著，盯著那些片刻不照料便可能出大問題的病人。

當天早上，BG進入開刀房，下午五點左右手術才告結束。我整天都在照顧「捲心菜」，傍晚八點鐘左右才晃到小兒科加護病房接九點的班。瑪姬在那裡等我，焦急地想在回家前將BG移交再簽退。病房內一片安靜……只除了BG。一切如我所料，這將會是今天晚上最大的難題了。

手術消毒液將BG小小的身體從脖子到腳全染成橘色。病床上懸掛的保暖燈，使她看起來很像放在烤箱內的一隻小雞。

瑪姬遞給我一張資料卡。「拿著。我已經依她的體重計算好心肺復甦用藥的分量，腎上腺素、重碳酸鹽、乙基二甲胺鹽，我想全都寫在上面了，護士也很清楚一切設備及工具，有需要時他們會幫你。學過嬰兒CPR了吧？很好，你會用得上的。今晚是她最難熬的一晚了，但如果撐得過十二或二十四小時的話，她就有一線生機了。她的爸媽剛走……現在全都靠你了。明天早上我要看到她還活著。要是走投無路，你知道哪裡可以找到我……再見了。」

瑪姬回去了。我將笨重的安樂椅拖到病床旁邊窩在椅子上，準備應付這漫漫長夜。監視器上，BG剛動完手術的心臟在螢光幕上畫出一個小小的波形。到目前為止，一切還好。

我睡著了，才睡了一下下。有個護士將我搖醒。「她的血壓在下降。」她小小聲地說。

我清了清腦袋，下令替BG注射一劑白蛋白，同時增加多巴胺的用量，以刺激那快要衰竭的心肌。多巴胺也就是用在思覺失調病患上的同一種化學物質。我們的身體有時分派好幾種不同任務給同一種物質。

BG情況趨於穩定，但過了一個小時後，她的血壓再次下降，不論我再多加多少白蛋白，血壓仍一直往下探底，而她的心臟也止不住地亂跳。

我從椅子裡跳起來，用食中兩指壓住她的胸部，替她進行心肺復甦。我又下令替她注射腎上腺素，讓心跳逐漸恢復正常。血壓回到九十了。我鬆了一口氣，跑到護士站那裡打電話給瑪姬，告訴她這次CPR急救成功。

「你想怎麼樣？給你頒個獎嗎？」她嗄聲大叫。「現在幾點了？兩點鐘？離她穩定還有很久呢……而且腎上腺素不要用太多。她的循環已不怎麼好了，我不要她手指最後全壞死掉了。改善她的血液循環！」

我的銳氣受到重挫，走回去坐到椅子上。瑪姬提到腎上腺素的部分是對的。BG的指尖愈來愈沒什麼血色了。事實上，這的確是跟魔鬼做買賣，腎上腺素確實有點幫助，但必須付出代價；注射之後，你的血壓增加、心肌收縮有力，可是血液也不會流向四肢了。腎上腺素太多，會導致手腳壞疽。

一個小時後，血壓降低及心肌顫動再度發生了。再來一次CPR、再注射白蛋白，同時加上一點來多卡因（一種局部麻醉藥）以及乙基三甲胺鹽（降血壓劑），沒一樣成功。我下令再來一劑腎上腺素，BG的腳趾頭已變得愈來愈黑，並且出現更多斑點。

為了避免血壓再度降低，我繼續提高注射劑量，但她的肺已積水，血管內的含氧量突然降低。在這情形下，我給她注射利尿劑，但毫無效果。她根本沒排出多少尿，很明顯是因為血液沒流向腎臟，這又是腎上腺素的另一項副作用。

心室顫動又出現了。

全都靠我了。我疲倦的腦海中不斷地響起這句話。BG的爸媽、哈特利、瑪姬……全都依靠我來維持這個小嬰兒的生命。我再下令：腎上腺素。拿走她的手指吧，魔鬼。浮士德願意用靈魂交換一小時的穩定，也換來一小時在椅子上不穩定的睡眠……

魔鬼同意腎上腺素的交換條件：血壓攀升，螢光幕上再次出現正弦曲線，顯示心跳的規律。我瞄了一下時鐘：凌晨四點半。快到早餐迴診的時候了。

我的眼皮闔上。

＊　＊　＊

瑪姬抓著我的手臂。

完全分不清東西南北，我從椅子上跳起來撲向ＢＧ的床。

床是空的，保暖燈也關了。看了看錶，才知道我已經睡了兩個多小時了！我十分惶恐，整個人嚇呆了：我睡過頭了嗎？所有人在依靠我呢！

瑪姬看到我驚惶失措的樣子，笑了起來。「放輕鬆點。」

「小孩呢？她回去手術室了嗎？」

「不，我一個小時前關掉她的呼吸器。她現在已經在太平間。其實昨天晚上她爸媽就希望我這樣做了，但我下班時忘了。」

「在太平間？你忘了什麼？這什麼意思？他們昨晚就想關掉她的呼吸器？」

「哈特利在手術後跟他們談過。你知道的，我們修不好她的右心室的，我們能做的頂多是用一塊特氟隆替她將心室撐大而已，但特氟隆不會動，沒法幫忙血液循環。當她離開手術台時我們就知道大勢已去。那家人很講道理——ＢＧ的媽媽就在城裡另一家醫院急診室當護士——他們明白再耗下去也無濟於事，因此他們早已答應讓我們停止呼吸器，只不過我覺得可以等到今天早上才動手而已。」

「為什麼你昨天晚上不告訴我？為什麼你讓我坐在這張鬼椅子上，整晚想著是我害她的手指斷掉？」

瑪姬的笑容不見了。「這個晚上並不算白費工夫對不對？起碼你學會了怎樣替小嬰兒做急救、怎樣面對危機、用什麼藥以及會引起什麼問題。我打賭好一陣子你都不會忘記那些藥該用多少分量！這些數字已經印在你的腦袋裡了。你的表現不錯囉，沒幾個人能讓一個特氟隆心臟跳動十小時。現在，如果碰到一個有機會活下來的小嬰兒，我就知道真的可以交付給你來照料。」

「至少你可以告訴我她是沒希望的啊！我還一直在想自己是多沒用呢！」

「不，那樣你不算真正面對生死關頭。壓力是很重要的一部分。每個人都能在浴室裡唱歌，但有幾個人能在大庭廣眾下唱得一樣好？在壓力之下，一切都會變得不一樣！」

第五章
疼痛博物館

古希臘的醫師、

人稱醫藥之父的希波克拉底說過，藥物最主要的作用，

是「娛樂病人直到他們自己醫好自己」。

不過在醫院提供的疼痛醫療服務中，

我們並不是在娛樂病人；差太遠了。

我們所做的，是盡最大的努力替他們除去疼痛。

當然囉，有些時候，

我們得在他們頭上打個洞才能完成任務。

歡樂往往像個訪客，疼痛則殘酷地緊纏著我們不放。

——約翰・濟慈（John Keats, 1795～1821，英國詩人）

疼痛，是我們為了保有行動自如的能力所付出的代價。自從地球上出現生命以後，生物就逐漸分成兩大陣營：不能走動的食物製造者，以及可四處活動的食物掠奪者。第一陣營的生物學會了從周遭環境中汲取能量；例如，植物將它們的葉綠素轉向陽光，透過光合作用來製造養分；而在深海裡的生物，則吸收從海底（地心）冒出來的熱量，賴以維生。

第二個陣營中的生物可說是花樣百出，牠們長出尾巴、鰭或翅膀等，以捕食第一陣營中的食物製造者（或者彼此捕食）為生。這些食物掠奪者沒有一套像光合作用般的聰明本事，卻慢慢發展出一套新鮮事物：神經系統。然而，若說神經系統的功能是讓動物能體察並因應環境，那麼只不過說對了一部分。事實上，不論是否有大腦，任何活的東西都必須具備體察及因應環境的能力。細菌碰到周遭濕氣太低時，也「懂得」變成一個比較能耐旱的芽胞。秋天來臨時，樹木也感覺得到，當陽光日漸陰暗時，它們懂得捨棄身上的樹葉。

但是，這些反應都相當單純且緩慢，通常需要許多小時、許多天、甚至許多星期才能完成。而且，像樹木或細菌這種缺少腦的生物，所具備的不過是一些簡單而固定的反應方式，因此，雖然樹木的確能適應四季的變化，但碰到森林大火、專吃樹皮的鹿等會危害它們生命的突發事件時，也只好聽天由命，壯烈犧牲了。而對於它們的無力反抗，大自然很體諒地予以補償，給沒有心靈的樹木一副沒有感覺的身體，即使遭伐木工人的電鋸鋸斷也不會疼痛，遭到電擊時，也不會受到驚嚇、喊痛或哭泣。

如果動物的適應機制像樹木般乏善可陳，牠們肯定無法生存；由於四處移動的關係，動物所要應付的是個不斷變動的環境，或者必須提防其他動物。跑來跑去的動物需要一套複雜的應變系統，以便能在千分之一秒內做出正確的反應——牠們需要的是一套神經系統。即使沒有腦袋，生物依然可能擁有某些感覺及適應能力，不過，一旦發展出這樣一副提供意識感覺的專屬器官之後，動物的反應速度與方式都達到前所未有的境界。那個原始的、附有神經中樞的腦袋，慢慢演變成生物界裡的數位電腦，將還在使用算盤操作的植物王國遠遠拋在身後。

當然，有得必有失，動物為此付出了可怕的代價。由神經細胞組成的精巧複雜軟硬體，讓動物賴以存活，但也讓手揮腳舞的牠們十分脆弱。沒錯，那些笨重的樹木不知如何逃離大火，但它們即使在火災中失去一半的枝幹，依然可以苟活；然而，斷了一條腿的松鼠簡直就是生不如死。身處於這個連刮破皮膚都可能導致感染或死亡的世界裡，動物必須小心趨吉避凶。就像早期的電腦一樣，動物原來的腦袋也好不到哪裡去；於是，這些配備了第一代硬體的腦袋只好透過一次次的教訓來學習生存之道，也因此，對於動物而言，危險的事物就等於痛苦的事物。

疼痛，成為動物世界裡的訓導主任。

不幸的是，儘管我們的前腦已經有了突飛猛進的成長，人類還是無法脫離動物疼痛的束縛。其實，我們早已夠聰明，無需伸手去試就知道火會帶來傷害，但在不幸灼傷時，我們依然必須忍受極大的疼痛。同樣地，無論是牙痛、經痛或遭蜜蜂叮螫等，所有自恐龍時代流傳下來導致疼痛的原因，至今依然為人們帶來疼痛。無疑地，人類之所以仍然需要疼痛，主要是因為在嬰兒及兒童階段時，「人」還是滿笨的（每個當父母的人都會舉手贊同！），需要逐一嘗試才知道什麼事物會或不會傷害自己。

疼痛之路是沒有「關閉」的按鈕。疼痛即使早已達成它的生物任務，卻依舊徘徊不去。例如，癌症所帶來的痛苦，是為了提醒我們注意仍可救治的腫瘤，這原是一項寶貴的警訊，但到了末期，癌細胞已擴散時，同樣的苦痛卻仍殘酷地毫無停止的跡象。人體內的神經系統確實具備兩種可減輕疼痛的機制：一種是分泌出名為「腦內啡」的化學物質，另一種是啟動脊髓裡稱為「制動閥」（gating）的機制。不過這兩種方式都十分不完善，但若配合某些醫療技術，其效果則可大大加強。

腦內啡是嗎啡的親戚，動物處於壓力之下時體內會釋出這種物質。跟嗎啡一樣，腦內啡對於嚴重、劇烈的疼痛很有效，但對輕微或長期的疼痛較無效果。受了重傷的動物體內釋出腦內啡之後，至少在很短的時間內仍可如常動作。例如：剛遭車子撞成重傷的雌鹿完全不理會自己的痛苦，舉步維艱地掙扎著尋找她的小鹿。又如美式足球的帶球員，也許在開球時手臂早已折斷，但他卻渾然不覺地往終線跑去。

腦內啡另一項十分仁慈的任務，是將陷入虎口的動物麻醉。有些曾經遭獅子或黑熊噬咬、最後卻奇蹟般撿回一命的人說，當時他們萌生一股暖暖的、萬籟俱寂的鎮定感，緩緩流過他們正面對著生死關頭的身體。

「制動閥」則是另一種應付疼痛的形式。脊髓好像一組火車軌道一樣，只不過在鐵軌上行駛的這列火車是「感覺」，而火車上所載的貨物是各種輕重不一的感受，例如疼痛、溫度變化、輕觸或重壓等等。只是，腦中的收發其實有限，每次只能有某些數量的火車進入，只有某些貨物被卸到我們的意識上。因此，每次只有一種主要的感覺會出現在腦海中，其他都「被擋在門外」了。

這個機制在其他場合也會發揮作用。在雞尾酒會中，如果我們正與某人交談，但同時卻想聆聽其他人的對話，那麼原先正與你談話的人的聲音，就會淡出你的腦海。同樣地，我們很難同時嗅出兩種以上的味道，許多商品也因而產生。廁所除臭劑其實並沒有除去什麼臭味，它只不過以更強更好聞的味道，將臭味感通往腦部的閘門關上而已。此外，航空公司以一種低沈的聲音，讓商業客機艙內的旅客「聽不到」引擎的可怕噪音。

藉由施加另一種感覺，也可讓腦袋無法感受原有的疼痛。當手不小心被熱水燙到時，我們會立刻以另一隻手揉撫燙到的地方。這時，我們正不自覺地想辦法將閘門關上，不讓這輛滿載痛苦的列車開進腦袋裡。於是，偏頭痛的病人會壓揉他們的太陽穴，抽筋的人則拚命捏著疼痛的肌肉。按摩、冰敷、熱敷、塗軟膏、敷藥或針灸等之所以有療效，便是以「制動閥」機制做為基礎。為了「擋」掉疼痛，有些人走上了極端；拿破崙晚年時深受腎結石困擾，因此經常以火灼傷自己，以忘掉腹部的疼痛。

神經外科醫師每天處理及面對的，正是疼痛：頭痛、臉部疼痛、手臂痛、腳痛、頸痛、背痛等，基本上是所有讓醫師和病人同感頭痛的各種疼痛。三分之二以上的神經外科手術都是為了控制疼痛——或更貼切地說，是為了要減輕痛苦。

事實上，「痛」與「苦」之間有著很大的差異。所有動物都會感覺「痛」，但只有人類會「苦」。疼痛是一種肉體上的感受，而受苦卻是由疼痛所引起的一種心理狀態；「苦」是疼痛再加上不確定感、沮喪、挫折、憤怒、恐懼以及絕望等交織而成。我們可能感受極大的痛但卻不感到苦。如果是單純的戳到腳趾頭、不小心撞到餐桌、被壘球砸到、翻書時被紙張割到手，或是嘴巴內長了個小瘡等，都可能引起劇痛，然而，它們卻不會帶來太多的苦，因為我們知道這些疼痛都只是短暫的，它們很快就會過去，不是長期疾病的前兆。

相反地，假如一位曾罹患乳癌、經治療後康復的女士突然感到背痛，她會怎麼想？她會倍感困擾：這會不會又是癌症？在弄清楚一切之前，她會很苦——既痛又苦。一點點的背痛，簡直像釘在她脊椎上的釘子般，等到檢驗結果顯示確實沒有癌症的跡象，剎那之間她如釋重負，立刻好起來了，任何止痛藥都沒有這樣好的效果呢。痛仍然在，但她已不再苦了。從某個角度來說，苦是痛佐以小小的想像。我們營造出各種可能的情景，以解釋眼前難以解釋的苦楚：這奇怪的牙痛可能代表要抽齒根管了；手有點僵硬是不是類風濕性關節炎？胸口感到灼熱會不會是冠狀動脈方面的疾病？

古希臘的醫師，人稱醫藥之父的希波克拉底（Hippocrates, 460～370BC）說過，藥物最主要的作用，是「娛樂病人直到他們自己醫好自己」。不過在醫院提供的疼痛醫療服務中，我們並不是在娛樂病人；差太遠了。我們所做的，是盡最大的努力替他們除去疼痛。

當然囉，有些時候，我們得在他們頭上打個洞才能完成任務。

＊　＊　＊

當上住院醫師的第一天，蓋瑞和艾力克帶我到神經外科病房，讓我見識一下住院的疼痛病人。我在疼痛治療方面的經驗幾乎等於零，當我還在實習時，醫院中疼痛的病人並不多，而且我還盡量躲避那少數幾位病人，因為當時我老想多花些時間在「比較有趣」的案子上，像腦膿腫、腦下垂體腫瘤，或是動脈瘤等。不過，醫學院的學生可以不管那些比較棘手的問題，把時間花在自己有興趣的事情上，到了住院醫師階段可由不得你興趣掛帥了。在醫學院時期，學習與服務的比例是五比一，住院階段則正好相反。

我們在九號病房前停下來。這是個私人病房。

「九號房，」艾力克小聲地說，「馮布倫先生。他的情況是腰椎間盤破裂，動了五次椎板切除手術。他是波士頓人，開了家投資公司或什麼的。右腿出現慢性疼痛，過去六個月一直服用嗎啡治療。昨天我們替他裝了個硬脊膜外腔刺激器，暫時放置在體外，試試看能不能消除痛楚。如果無效我們會將它拔掉，有效的話我們便將它放置在體內，以無線電控制，然後送他去解毒科。」

蓋瑞接著解釋說，脊髓刺激器的運作方式，是製造出一種錯覺，讓身體感覺好像被碰觸或揉捏，因而蓋住原先的疼痛。不過，正如我們所料的，長期罹患坐骨神經痛的病人，並不喜歡整天都有人揉著他的腿的感覺。此外，還有數種刺激器也是利用制動閥的效應，以不斷刺激觸覺神經來達成任務。其中最簡單的一種，是經表皮電神經刺激器（transepidermal nerve stimulator），簡稱TENS。這種裝置有一組可貼在皮膚上的扁平電極，電極一端與一副可隨身攜帶的小型電池相連接。TENS發出一些弱的訊號，感覺上有點像碰到玩具火車的變壓器的輕微麻痺感。有一種病人被歸類為「背脊手術失敗症候群」（failed back syndrome，簡稱FBS），他們因脊椎神經受損而導致腿部疼痛，因此就算做過一次或多次「成功」的手術，將斷裂的椎間盤切除，腿仍然會痛。很多FBS病人就是靠整天帶著TENS才能行動自如。

不過，早晚TENS還是會失去療效，因而需要以更強勁的掩蓋式刺激療法，這種治療方式就是將一條細小的電極穿至皮下，穿進脊椎，到達脊髓上面，進入被稱為「硬脊膜外腔」(此處亦是婦女臨盆期間施打麻醉劑之處）的部位。但在尚未確定病人是否適合這個做法之前，醫師暫時會將電極穿過皮膚，外接到一個控制裝置上，讓病人自己試驗不同的刺激程度所帶來的療效。如果病人的症狀的確有所減輕，醫師便會為他或她再動一次手術，將電極接到一根植在皮下的接收天線上，這樣一來，整個刺激器就完全置於體內，不用擔心感染。病人隨身帶著一副小型無線電（綁在皮帶上或像婦女背皮包般背著），無線電儀器發出訊號給脊髓上的電極，予以刺激治療。

我們進入病房內。馮布倫先生穿著名貴睡衣，坐在床邊的椅子上。他身材高大，臉色紅潤，黑黑的頭髮剪得很短，整體說來給人一種很舒服的感覺。在他大腿上是一個小小的灰棕色盒子，大小跟一包菸差不多，上頭有幾個按鈕及刻度盤，另外有兩條細細的電線從盒子上冒出來，跑到他的睡衣內。他正用他的肥大手指撥弄盒子上的按鈕，神情十分專注。

「早安，馮布倫先生。今天運氣怎麼樣？有進展嗎？」蓋瑞用他專業的聲調問。

「當我用方形波以及……這個頻率時，臀部有一點點感覺。」

「有沒有幫助？」

「一點點，但感覺上好像褲子暖暖的，好像我不停地尿濕了。我不知道這種感覺好，還是乾脆像原先一般痛算了。」

「馮布倫先生，這是佛杜錫克醫師，他要在我們這裡工作六個月，以後每天早上他都會來看你。」

馮布倫先生抬起頭來，很有禮貌地微笑。

「幸會，醫師。」

「你已經動過五次椎間盤手術。」

「對啊……第一次是在一九七四年……但，讓我看看。」

他伸手打開小茶几最上面的抽屜，拿出一本皮面精裝的檔案夾，上面用燙金印上「馮布倫脊髓攝影X光片暨報告」。「請坐，『罰都史提克』醫師。」

然後他仔細地一一述說各次手術的偉大事蹟，當他翻動筆記時，其專注投入，簡直有點像新婚夫婦在翻動婚禮照片本子一樣。「看，這是剛動完第二次手術時拍的……在第五節腰椎神經根附近有個小疤，但還沒有出現蛛網膜炎……醫師猜這裡可能是斷裂的椎間盤，然後，一九八一年間他再度替我檢查……然後，這時候蛛網膜炎愈來愈嚴重了……」

在X光片、電腦斷層掃描片和手術日誌之間還攙雜了各式各樣的紀念品：從藥瓶上拿下來的標籤紙、不同醫師病情的看法、保險表格、關於自然療法的文章、談正向思考的文章等。他愈說愈興奮，談到三位替他動過手術的醫師，就好像漁夫大談如何釣到大魚般興高采烈。

他看起來根本不像有什麼痛苦。

「馮布倫先生，」蓋瑞打斷他，「請告訴佛杜錫克醫師你目前的狀況。」

「噢，」他回答，還露齒而笑，「糟透了，簡直像在忍受酷刑一樣。我的腿裡好像有千萬條熱呼呼的蚯蚓鑽來鑽去，從早到晚鑽個不停。偶爾鼠蹊部會痛，就在這裡，好像有個鉗子慢慢夾著我的恥骨，愈夾愈緊。」

「謝謝，我們今天下午還會再來看你……試著將訊號減弱但調到較高的頻率。如果沒有太大效果，我們也許必須再替你動個小手術，改變電的位置。」

出了病房，沿著走廊走了一段路，直到離九號病房夠遠時，蓋瑞說：「好了，同學們，我們從馮布倫先生那裡學到了什麼？」

「呃，就是電極……」

「別管什麼鬼電極。這傢伙真痛嗎？」

我被搞糊塗了。

「他有沒有在痛？」

「我想有吧？」

蓋瑞示意我跟他去另一個病房，十八號病房。床上躺著一個臉色蒼白、死氣沈沈的男子。「嗨，安哲魯先生，我來看你了。請你告訴佛杜錫克醫師你的腿怎麼痛好嗎？」

「我不曉得。」他的聲音細小微弱。「我只能說真的痛得要命。大概在這個位置。痛得要命。」

「謝謝你。」我們又回到走廊上。

「安哲魯先生背部有個惡性腫瘤，正侵蝕著他的下背部和腰部神經叢，讓他痛得要命。他有沒有說大腿裡有電動蚯蚓之類的蠢話？沒有。他只說『痛得要命』。安哲魯的嗎啡用量只有九號房的十分之一。為什麼？他痛得要命但並不笨得要命。這是一個經驗法則：愈是形容得天花亂墜的，就愈不可能真痛，反而是心理作用。一聽到病人說什麼『有群小精靈拿著熨斗燙我的臉』或者說『腦袋裡好像有千軍萬馬奔騰』，就該懷疑是否有其他問題。真正有疼痛問題的人不會說他正接受『酷刑』。基本上被釘上十字架才算得上是『酷刑』，而他不太像被別人嚴刑拷打過，所以依我的淺陋愚見，他實在還沒資格使用這個字眼。」

「看看九號房的病人！」艾力克幽幽加入。「我小孩的照片還及不上他的X光照片般受到呵護重視呢！他已經跟疼痛合而為一了，疼痛變成了他的一部分。」

我們繼續往前走，來到第十一號病房。

「十一號房，」艾力克說。「魯賓斯坦太太，病徵是：非典型臉部疼痛。三天前我們為她的第五對腦神經做了微血管減壓手術。臉部疼痛依舊，跟手術前一樣。傷口看來很好，沒有頭痛——感謝上帝。她先生像平常一樣，一直陪著她。」微血管減壓手術是利用一小塊特氟隆海綿，將腦底的腦神經與血管隔開。當年要不是蓋瑞將鑽頭鑽到病人的小腦裡，害我飛奔逃離手術室的話，微血管減壓應該是我生平看到的第一個手術。但當時我只看了個開頭。

人體內有十二對腦神經。這個名稱的由來，乃是因為它們直接來自腦部，而不是延伸自脊髓。腦神經負責傳遞頭部及頸部一切與感覺及運動相關的訊息。第一對腦神經是嗅覺神經，負責傳達氣味的感覺；第二對腦神經是視神經，顧名思義傳遞光的感覺；第五對腦神經載負的則是來自顏面的感覺，又稱為三叉神經，這個名字來自希臘文，意思是「三個來源」，因為主神經一分為三，分別伸展到三個不同區域：第一區稱為「V一區」（其實V就是羅馬數目字的「五」），包括前額及眼睛；「V二區」指面頰、上排牙齒及上唇等部位；而「V三區」則包括下顎、下排牙齒以及下唇等。跟老鼠或貓等較「低等」的動物相比，人類的三叉神經還真的頗為簡陋低等，因為這些有鬍鬚的動物十分依賴臉部的觸感以求生存。

「『非典型』臉部疼痛？」我問。「是不是三叉神經痛？」

「不是。」蓋瑞直截了當地回答。「她不是三叉神經痛，也不是抽搐。罹患三叉神經痛的人，在一或兩個神經分支部位會有種刀刺般的疼痛。他們通常在做某些動作——例如刷牙、咀嚼食物、寒風吹過或冷水潑過臉頰時才會痛。非典型疼痛的病人則從早到晚都有痛覺，他們形容這種疼痛時，會說像火燒一般，或僅是單純的『痛』，而不是一陣陣的痛。」

「手術有幫助嗎？」

「你自己判斷吧。」

魯賓斯坦太太是位風姿綽約的婦人，年約四十歲，穿了件很性感的睡袍，耳朵掛了一對叮噹作響的大耳環。當她轉過頭來跟我們打招呼時，右耳上的耳環好幾次打在她耳朵旁剛縫好的傷口上。在病床旁邊的椅子，坐了一位禿頭的紳士。

「魯賓斯坦先生、魯賓斯坦太太，這是佛杜錫克醫生。他今天剛開始成為我們正式的腦外科醫生。你的臉好嗎？」

「糟透了，簡直是糟透了。」她說話帶著濃重紐約口音，不過我還無法分辨出她來自紐約市的哪一區。「我還能怎麼說呢？現在比以前更糟了，我的臉好像被一鍋滾燙熱油潑到似的，從早到晚都這樣。上帝呀，我想我這次真的沒救了，對不對，班哲明？」（禿頭紳士用力地點頭）。「梅約醫學中心和約翰霍普金斯大學都告訴我來這裡醫這個病，但我真的不確定。告訴你，滾燙熱油。只給我一劑 Percocet 是不夠的，早就告訴過你們這些人了！每四個鐘頭我起碼要兩劑，否則我簡直不能活下去。我在康乃爾時他們想換成 Motrin，結果我失控了，弄得亂七八糟！」

「是不是這裡痛……一直痛到這裡？」艾力克伸手輕輕碰了碰她前額髮沿。她的頭往後縮。

「是呀，是呀。」

「但這裡不會痛？」艾力克用食指敲了敲她髮沿之後的頭皮。

「不，頭皮部分不痛……只有臉部痛。滾燙熱油。上帝呀，我想總有一天當我一覺醒來時，枕頭上都是我掉下來的燙熟的皮！」

「你是不是覺得好像在忍受酷刑？」我問。

「絕對是。」

蓋瑞神情肅穆。「唔，我們看看主治醫師怎麼說好了。幸好有妳先生在這裡照料妳，對不？」

「是呀，他對我真好。」

「再見。」

「醫師？」

「怎麼樣？」

「我的藥呢？」

「我得先跟你的醫師討論一下，對不起。」

回到走廊上，蓋瑞又來拷問我。

「她的疼痛有什麼奇怪的地方？」

「她的形容方式跟馮布倫先生一樣。」

「對。但她的疼痛分布情形呢？」

「在髮沿就停止，頭皮上不痛。」

「對了！而三叉神經延伸到哪裡才停止？」

「到頭頂，差不多到枕骨部分。」

「你又說對了！一般的定義，臉部是指髮沿以下的部分，但對大腦的運作而言，整個頭部與臉部是一體的。V一區疼痛的病人，其疼痛的感覺會一直蔓延至頭頂。我還碰到過有些病人痛到幾個星期甚至幾個月沒法洗頭或梳頭。而她的痛呢，是一般定義中的臉部痛，和醫學上所認定發生的部位不同。她的痛鐵定是心理因素。」

「但我們替她動了手術了，」我突然想起。

「不這樣做，我們無法確定她的確沒有某種程度的三叉神經痛，」艾力克說。「在這裡，我們必須假定任何人的疼痛都是真實的，是肉體上的痛，而病人是因為痛才變得乖僻古怪，絕不能假設他們是因乖僻古怪才痛。」

「那麼我們什麼病人都收囉？」

「不，」蓋瑞回答，「二十二號房就是個好例子。」

二十二號病房的病人是個瘦小的年輕人，大約二十多歲。他的瘦簡直就像是罹患了厭食症一般，臉上皮膚很差，頭髮掉了不少。房間的窗台上放了一排奇奇怪怪的物品，每件物品上面貼著一張寫了些字的小卡片。在窗口的頂端，貼了一張巨大橫幅，上面寫著「哈利．葛力葉疼痛博物館」。

他們替我引介之後，長期受到頭痛困擾的葛力葉向我介紹他的博物館。

「這是道奇隊的棒球帽，以前我一戴上它就不會痛。但後來不知怎的不靈了。這個……這是依瑞疼痛中心給我的經表皮電神經刺激器，但沒什麼幫助，我甚至曾經把頭都剃光，好讓電極能貼得牢些，還是沒用。而且電極的貼布又很貴，因此我不用它了……這些都是過去八年來我試過的各種止痛藥……」

我翻了一下那些瓶子：二氫嗎啡酮、Percocet、Elavil 等，每個藥瓶都是特大號，也全是空的。

「葛力葉先生，你的頭怎麼個痛法？」我問。

「好像有個大漢拿著大鐵鎚，把用來固定火車路軌的那種巨大長釘往我的頭頂釘下去，而且釘子還不是那種尖銳的，而是鈍鈍的四方頭的那種。鈍鈍的，往我頭頂正中央打下去，就在這裡。」

醫院的醫師最近才將一個中腦刺激器裝到他的頭顱內。中腦刺激器是一種功率較高的硬脊膜外腔刺激器。

「剛動的手術有沒有幫助?」我指著他禿頭上的傷口問。

「有,噢,有的。那顆長釘變尖了,不再是四方頭的鈍釘子了。」

謝過他的博物館之旅,我們繼續巡視其他病房,葛力葉則窩在窗台旁重新整理他的博物館,準備為下一個訪客做介紹。

繼續巡房之前,我停下來逼問蓋瑞和艾力克。「你們在整我對不對?這些不可能是典型的病人吧?只有那個得了惡性腫瘤的義大利人才是真的痛!」

蓋瑞打斷我的話。「我們是說認真的。這些人的確碰到問題,而我們也不該等閒視之。我們無法確定他們是不是真的痛。如果有人發明了準確的疼痛測量儀,這個人應該拿諾貝爾獎。但目前呢,唯一的判斷方法是聽聽病人說些什麼。這些人確實感覺到某種疼痛,即使只是心理作用形成的痛也是痛。他們需要幫助;我不確定的只是他們是否需要我們的幫助。只有等待我們嘗試過我們的方法之後,才能確知。如果我們失敗了,再送他們去疼痛中心,讓那裡的麻醉醫師、精神科醫師及社工人員接手。」

巡完了病房,我仍然覺得有點忐忑不安。大學畢業後我在家鄉的鋼鐵廠工作,原先以為自己做的是生產鋼鐵,結果卻成天在搬運燃油。進入神經外科這一行時,我盤算的也是想幫助別人,但這些人看起來卻不是我幫得上忙的。母親曾經建議過我不要進醫學院而留在工廠裡，因為那也是一份好工作。

也許母親說對了？

＊ ＊ ＊

其實，疼痛的病人只占我們病人的一半，另一半神經外科的病人則是急診的、外傷的以及由其他神經外科醫師門診收的病人。此外，我們還負責醫院內所有神經外科照會，這部分有時很有趣，有時則十分棘手。

總之，大學醫學中心內有各式各樣的病人，舉凡因為黑色素瘤而導致脊椎疼痛的，到因肝臟移植而引發腦部問題的病人都有。然而絕大部分的照會都滿普通，像一些無關緊要的背痛，或者其他科請神經外科住院醫師去替病人做腰椎穿刺。由於神經外科醫師違反大自然的設計，將病人的頭殼打開，破壞了大腦防止感染的最後一道防線，因此，手術後的病人一旦發高燒，都可能是細菌感染而導致腦膜炎的徵兆，所以只要動過開顱手術的病人發高燒，我們會立刻為他們做腰椎穿刺，取出腦脊髓液，以便檢查白血球數量、葡萄糖成分，以及進行細菌培養等。醫務繁忙時，我每天大概做十到十二次的腰椎穿刺。對內科住院醫師來說，他們大概一年才會有十到十二次這樣的機會，而其他各科醫師可能在整個醫師生涯中都沒有這麼多機會。相形之下，我們可以稱得上是醫院的腰椎穿刺大王了。

做腰椎穿刺時，我們先讓病人側臥，在他們下背部正中央的一小塊部位施以局部麻醉，然後將一根六吋長的針刺進脊椎管內（我發現最好不要讓病人看到這根針筒！），接著便可抽出脊髓液，並滴進消過毒的塑膠容器內，這就好像人們從樹上收集樹液一般。

如果病人很年輕，這過程簡直易如反掌。但碰到年紀大的病人時，情形就不一樣了。當我們慢慢變老時，脊椎之間的空隙（椎骨板之間可供腰椎穿刺針筒插入之處）慢慢地也會被或多或少隨時日過去而長出來的骨刺所阻塞，因而造成穿刺的困難。有些時候需要以針盲目地多次刺探，才能得其門而入。

不過，更常見的失敗原因，純粹只是經驗不足。醫學院的見習生或實習醫師進行穿刺的部位經常離正確位置太遠，於是到了某個程度，病人就再也無法忍受這種業餘表現，因而要求放棄，不過假如醫師懷疑病人可能罹患了腦膜炎，那麼一切都拖延不得，根本不可能等到第二天。遇到這種情況時，實習醫師只好請求神經外科醫師的協助。這並不是件好玩的差事。等我們再來試刺時，病人的背已變得像蓮蓬頭一般，心情也就像被蜜蜂螫得快要發瘋的人一樣惡劣。啊！就在其他人花了個把鐘頭而徒勞無功，但我們卻只花幾秒鐘就毫不費力地將針筒刺進那受盡苦難的脊椎裡時，那是種多麼甜蜜的感覺！在那種時刻，不禁令人想戴上一頂大帽子，朝夕陽奔去：「噢，這位太太，這沒那麼難嘛！」

「只要可能是腦膜炎就要取得脊髓液做檢查」這件事最能顯示醫師（特別是外科醫師）的工作，究竟與其他工作有多大的差異。在醫療世界裡，「結果」決定一切，而非努力。該抽脊髓液就得抽脊髓液，沒得討價還價，而且得快。沒人管你有多累、病人罵得多兇，或是醫院內的針不夠長、病人已經一千歲或體重一千磅，也沒有人管你的技巧正不正確，你要做的就是取出脊髓液。不論你用X光透視、讓病人坐起來、將他倒立、給他吃鎮靜劑，不管用什麼方法，動手吧，病人的命可能就繫於你成功與否！

還在大學念物理時，我修過一門數學物理。開學的第一天，教授開門見山地說，整個學期將只有一次考試，就是學期末的大考，而大考也只考一道題目，解題過程他全不要看，只看答案，我們只需將小數點後四位數的答案寫在紙上，並在答案下端寫上自己的名字就可以了。若是答對了，就拿甲等，答錯了就不及格。很簡單。當場班上的學生（包括我在內）群情激動，一片譁然之聲。只考一次試？只要答案？難道他完全不想知道我們怎樣解題嗎？他也不管我們真懂假懂？

「不想，」他回答。「歡迎大家來到真實世界，在這裡，大家想要的只有答案——正確無誤的答案。如果有條橋崩塌了，死掉四十人，大家還會關心當初那些工程師設計這座橋時想對了哪部分嗎？在真實人生裡沒有因為對了一部分而給你部分分數的。如果你想要有重大成就，你必須要全對——而且萬一錯了時，也要有承擔後果的決心。」

正如我的教授所說的，所有真實世界裡的各行各業都要有某種程度的表現，但醫生的表現更是必須達到完美境界，而且必須「當下」就完美！在整個醫師生涯中，一位外科醫師可能要動幾千次的手術，做幾萬次的考慮，並對用什麼藥、何時該動手術、何時不必動手術等問題做出決定。讓事情更複雜困難的，是他們經常必須在資訊不全的狀況下很快做出決定。這好像在凌晨三點將律師吵醒，要他立刻想好答辯策略；又好像將沈睡中的飛機機師搖醒，並預期他能立刻將下墜中的飛機拉起來；又或者像是將車子開到修車廠裡，要求他們「立刻替我修好它」——不是明天，不是一小時後，而是立刻！

一天晚上，我被叫去替一名年輕人做緊急的腰椎穿刺手術。這名病人入院時早已不省人事，現在更是幾近昏迷。他腦部的電腦斷層掃描倒沒顯示什麼不正常的地方，但有點輕微發熱，且頸部僵硬，診斷結果不太可能是腦膜炎。內科實習醫師及住院醫師試著為他抽取脊髓液，不過都沒能成功，兩人於是請放射科的人幫忙，但該科的負責人請他們先找我試試，若再不成功才找她。她甚至打電話給我，說明由於女兒身體不適，希望我能盡力一試，讓她少跑一趟。

那場景是慣常見到的：赤裸的男體側臥著，由於多次腰椎穿刺失敗，他的背部變成紫色，被單和地板上染滿了咖啡色的消毒藥水，十多團血紅的棉花球散落在病床上，放手術器具的盤子殘漬處處，留在病人的床頭几上。

年輕病人的膚色是古銅色的，甚至不應該出現古銅色的地方也是古銅色，一頭短髮染成金黃色，脖子上和右足踝上戴著金鏈子，體格好極了。

「他醒過來沒？」我問。「有沒有受創的跡象？」

「他只有呻吟，沒其他動靜，」實習醫師回答，她手上還戴著鮮血淋漓的塑膠手套。「也沒有創傷的跡象。」

「就一名病人來說，他看來倒是十分健康……他叫什麼名字？」

「羅傑・甲。」

「羅傑・甲？」

「所有身分不明的急診病人都姓甲。名字也是我們幫他們排的，以免搞混，他剛巧排到羅傑。」

「不是蓋的！就好像給颱風命名一樣。這個人有什麼不對勁？」我邊問邊戴上手套，在他那受盡凌虐的背上找尋尚未被刺過的地方。立刻，我發現實習醫生所犯的錯誤了，她刺的部位都太低了，只刺到他的骶骨，又稱薦骨。在這裡穿刺，只會抽出血液而已。

「他入院時就這個樣子了。是警察在市中心路邊發現他的，當時他已不省人事。」她繼續說。「他倒下來後大概被搶過，因為身上沒錢包或任何身分證明文件，但其實他的穿著很不錯，肯定不是在街上混的那種人，也沒有被打或掙扎的跡象。警方已取得他的指紋，也許明天就可以知道他是誰。目前他的白血球數過低，頸部有些滿大的淋巴結，腋窩及腹股溝也有幾個，有點像貓抓熱──也許。」

「貓抓熱？什麼時候貓抓熱會讓人昏迷不醒了？」

「毒物報告還沒回來。他的酒精濃度是零，但也許他有吸食巴比妥酸鹽或海洛因。」

「你有給他注射拿肯嗎？」拿肯是一種解毒劑，專門對付吸毒過量。

「有呀，但一點用都沒有。」

「那就不是海洛因了……好了，找到了！」我將針推進他體內，一道清澈如水的液體緩慢滴出，當我在換針筒時，冷不防濺出一些液體，沾到我的臉上，還跑到眼睛裡。我用衣袖將它擦掉。「他的脊髓液看來很清澈，不像有腦膜炎。」

「太感謝了，呃——」她看了看我的名牌，「法蘭克。」

「不客氣……（下次要記住腰椎在哪兒啦）……樂意之至。我要立即拿這些東西去做革蘭氏染色分析。他不會無端變成這樣。也許他染上黑死病……也許他的腹股溝淋巴結其實是腹股溝淋巴腺紅腫。」

實習醫師臉色略微轉白。雖然我只是半開玩笑，但事實上鼠疫在某些地區依然存在，而且就眼前來說，我們並不知道羅傑曾去過什麼地方或家住哪裡。

我回到崗位上忙碌去了，之後完全忘了這件事。兩小時後，實習醫師呼叫我，告訴我一些奇怪事情。

「革蘭氏染色分析結果，」她提起鑑別細菌的分析報告，「發現許多像單核球增多性李斯特菌的微生物。」

「那是什麼鬼東西？我是做外科的，記得嗎？」

「那是會造成腦膜炎的細菌，但只有酒鬼或癌症、白血病患者身上才會有。」

「但他的脊髓液很乾淨？也沒有膿！」

「我知道。脊髓液中的白血球指數只有三，不意外。葡萄糖含量有點低，但脊髓液內有很多小生物。」

謝過她並掛上電話之後，我思考著，為什麼他的脊髓液裡沒有白血球，但卻有罕見的腦膜炎細菌？這是我所見過最健康的病人！

＊　＊　＊

兩天之後，完全出於好奇，我跑到加護病房探望羅傑。此時卡片上已經寫上他的真實姓名了：威廉‧比夏。

連續四十八小時給他注射抗生素，但還是沒能讓他醒過來，現在醫師已替他接上人工呼吸系統。當天替他做腰椎穿刺失敗的實習醫師此時正好站在他的床邊，另外還有一個傳染病科的醫師。

「你們弄清楚羅傑……呃，我是指，比夏先生出了什麼問題了沒？噢——」我轉過頭來看著傳染病科的醫師，她長得高高的，架了副金邊眼鏡，「我叫法蘭克，替他做腰椎穿刺的神經外科住院醫師。你們的實習醫師告訴我說他得了李斯特菌腦膜炎。」

傳染病科的女士點了點頭，面容冷峻。

「我們發現好幾件事情。他的確得了李斯特菌腦膜炎，也得了某種肺炎，但還不確定是哪一種……今天下午我們會替他做肺部活體組織切片檢查……此外他還得了口腔念珠菌病。」嬰兒罹患這種病時，一般稱之為鵝口瘡，這是一種酵母菌感染，但很少出現在成年人的嘴巴裡，除非他們長期接受抗生素治療，或者體內的免疫系統受到某種疾病的壓抑。

「他的家人從俄亥俄州趕來了，」嬌小的實習醫生補充道，「但他們並未提供太多有用的資訊。比夏先生似乎是個自由接案的藝術家和平面設計師，剛巧來這裡工作幾個禮拜。家人已經有好幾個月沒跟他碰面了；他離開俄亥俄時看起來再健康不過了。他不吸毒不抽菸，事實上他根本是個健康狂熱份子。無論究竟發生了什麼事，那一定是很突然的，大概是那天晚上忽然倒在路邊，然後遭人搶劫，直到警察誤以為他是醉漢而將他送來。毒物報告顯示一切都是陰性。」

「我不會說他的家人沒提供有用的資訊，」傳染病科醫師插嘴說。「我問出了兩件你沒問到的事：第一，他是同性戀，第二，他去過舊金山。」

實習醫生和我臉上同時做出怪表情，十分迷惘。我將我們心裡的話說出來：「這和去不去舊金山有什麼關係？我知道了——吃太多西部麵包了。」

她摘下眼鏡，用低沈的語調說話，彷彿正在告訴我們一個重大機密：「我們零零星星地接到報告，指出在一些男同性戀者聚集的大城市，特別是舊金山，出現了一種只有男同性戀者才會染上的疾病。我們知道這件事已經好一陣子了，根據目前所知道的，他們特別容易得到B型肝炎以及某些疾病。不過最近卻好像增加了好幾種怪異的品種，像卡波西氏瘤、肺囊蟲性肺炎、念珠菌病等，患者多數是同性戀者。這與比夏先生的情形完全吻合：他是同性戀者、去過舊金山好幾次、白血球數偏低，同時還有好幾種只有免疫系統失靈的病人才有的感染。他們的共通點似乎是免疫系統不健全，目前大家還沒有替這種病況定名。」

「這會傳染嗎？」我悚然一驚，想起那四處亂濺的脊髓液。

「不會，」她回答。「至少我們覺得不會，既然只有男同性戀者才會深受其害，看來與他們的文化或環境有關。有一種說法認為這與硝酸戊酯的過度使用有關，男同性戀者使用這種化學物質來增強性高潮。另一個假設是，這是B型肝炎的一種。但這個想法似乎不太可能，B型肝炎已經出現很久了，從來沒聽說過會引起這種症狀。有些人覺得這跟地理位置有關，因為病人只出現在美國西岸、佛羅里達某些地區以及加勒比海地區，特別是海地。」

我聳聳肩離開，很明顯這不屬於神經外科的問題。後來，比夏先生在做完了肺部活體組織切片之後因併發症而去世；切片顯示他的確得了肺囊蟲性肺炎。在我們醫院的紀錄中，比夏先生是第一位得到這種怪病的病人。沒多久，這種怪病有了名稱：「後天免疫不全症候群」（AIDS），俗稱愛滋病。

比夏的個案早已從我的記憶中淡出，他的名字在一片人海中消失。大醫院的住院醫師每天都會碰到無數的名字和臉孔，需要處理無數的病例。有一次我回頭翻閱工作日誌，估計自己在受訓期間每年所處理的新病人有上千名，這還不包括像比夏這類的病人，他們是我非正式地替其他醫師額外所做的照會服務而已。

不過，這並不等於我們很容易就將病人忘記。在其他行業，例如銀行行員、餐廳服務生、汽車修理技工等，他們每年也必須面對成千上萬的人，然而醫師與來來去去的人群的互動，還是有獨特的一面。銀行行員不會替顧客做疾病史紀錄，餐廳服務生不會跟客人說：「你只剩下一年的壽命。」但由於某些奇特的原因，比夏先生從我的腦海中漸飄漸遠。

許多年之後，在我即將結束住院總醫師任期時，有一次，我正好在跟一名纏著我們不放的保險業務員聊天。起初他在談傷殘保險，然後不經意地提到，如果我要買保險，先要通過兩項檢驗：古柯鹼以及人體免疫缺乏病毒（HIV），這是針對醫師投保的新規定。我聳聳肩：我從不吸古柯鹼，也不是同性戀……。突然間，我想起比夏！那個晚上跑進我眼睛裡的幾小滴脊髓液，此時似乎成為一片充滿傳染原的汪洋，對著我排山倒海而來！的確，這五年來我並沒有感染愛滋病的跡象，但愛滋病的潛伏期有可能是一段十分長的時間。

我曾經碰到過多少個罹患愛滋病的病人呢？也許他們的骨頭碎屑早已飛進我的眼睛或

鼻孔裡，而我的衣服也曾沾上他們的脊髓液？在那個還不曉得愛滋病存在的年代裡，我簡直是經常泡在病人的體液裡。那時候，病毒早已開始擴散傳播，但大家都不懂得做任何預防措施，也不知如何檢測這種病毒。

我只是慶幸，當時我們醫院所在的位置，並不以愛滋病聞名。儘管如此，我還是拖拖拉拉了很多年，終於到了無法逃避時才去做檢查。從抽了血之後，到接到電話通知我是陰性反應的那個星期，比夏一直重重壓在我的心頭上，揮之不去。

從此，一切感覺終究都不再一樣了。下一個被送進來急診室就診的病人，可能就是讓我喪命的人。

第六章

拯救傷患的007

當醫生的經常必須在半夜裡吵醒很多人，
一個月前，一位技術員在跟我講電話時，
話筒掉在地上，跑回床上睡覺。
後來我請警察去叫醒他。
也許我有點不禮貌，但我管不了那麼多。
我終於明白007電影中那位情報員龐德
以為自己在拯救世界時的感覺了。
地球已經快要毀於核爆，
於是龐德在機場裡橫衝直撞，
把其他旅客撞得東倒西歪。
他不是無禮，而是個有任務在身的英雄。

在我們醫院裡，白晝屬於疼痛，晚上則是創傷的世界。我們的教學醫院被評定為「第一級」創傷中心，有能力應付各種緊急狀況，也許除了嚴重的燙傷；這些傷者我們會送到城裡另一頭的燙傷中心接受救治。

有兩個地方，當一個人躺在那裡時完全不再像個人，什麼人格、智慧、精神全都消失不見，剩下的只是「科學怪人」式的結構——動脈、靜脈以及神經系統。一個地方是驗屍台，另一個是創傷的治療室。

又是值大夜班的晚上。我跑到醫院頂樓值班人員休息室裡小憩，好預備應付第二天的超負載工作量。值班室的設備很「斯巴達式」：小小的房間內只有一張木板床以及響起來很大聲的電話。房門甚至沒鎖——這是醫院某位前任行政主管留下來的傑作。也許他受日間電視肥皂劇影響太深了，以致害怕有鎖的門會導致醫務人員之間的風流韻事。那位行政主管實在無知。在肥皂劇中的醫師也許會躲在櫥櫃中談情說愛，但在真實人生中，你在值班室找到的外科醫師十之八九都只在爭取睡眠。

凌晨兩點，急診室把我吵醒，告訴我救護人員正要送進來一位車禍傷者。在前往急診室途中，我先上廁所。如果這名病人連我上廁所都等不及的話，恐怕我幫不幫他（或她）都差不多了。

踏入創傷治療室時，剛好醫務人員將一位臉色蒼白、渾身是血的少女從救護車的擔架抬到我們的推床上。傷者被緊緊固定在一塊靠背板上，以免動到她的脊椎。

一名穿著藍色運動衣的空中醫務隊員大聲向任何聽得到她說話的人報告狀況：「白人，女性，二十二歲……沒綁安全帶，車子高速開到碧格魯大道時，闖過中線，與對面來車相撞。傷者被發現時仍然清醒，但語焉不詳，躺在車子外面。血壓一百／六十，脈搏一百二十五。頭頂右前方有撕裂傷口，暫時包紮止血。現場看出她曾經大量出血，外觀看來沒有骨折，傷者四肢會自發性地抽動，但不能遵照指令動作……」

我一邊聽一邊擔心還會有更多傷者被送來，於是問救護人員車禍中的其他人情況如何。

「另一部車的兩名傷者已被送去慈愛醫院，」她回答，邊喘氣邊補充，「但她坐的車子裡，司機當場死亡。我們已經宣告他死亡，叫了驗屍官。」

「你們宣告他死亡？」我諷刺地問，有點不高興。就事論事的話，只有拿到行醫執照的醫師才能宣告某某人死亡。

「那人連頭都沒有了，不用勞動任何醫師也知道他已經死亡，」她回答時淺淺一笑。看來關於街頭的創傷案子我還有很多不懂的。接著救護人員跑到櫃台去填寫報告，也在等著取回他們的靠背板。

同一時間，護士快手快腳地將傷者的上衣剪破。直到她的脊椎受損程度比較明朗之前，我們是不應該亂動她的，而在這種時刻，一般比較文明、有禮貌的脫衣服方式反而會危害到她。當那些在意外中受傷不太嚴重的人，看到自己心愛的衣裳被剪成片片時，所感受到的創傷可能更為嚴重。

女傷者的下半身包裹著驅血褲。這種褲子看起來可笑，是用來幫忙將血液從必要時可切掉的雙腿，壓到任何時候都不能犧牲的腦袋中。

我戴上手術用手套，替她拿掉傷口上的各種紗布棉花，再將黏滿血塊的頭髮撥開，扳開傷口的邊緣。傷口有八到十吋長，裡面塞滿從馬路上沾來的污垢以及車頭玻璃碎片。象牙色的頭殼暴露在外，頭殼上也有一道裂痕，跟頭皮上的傷口大致平行。粉紅色、軟綿綿的腦漿好像牙膏般從裂痕中漏了出來。

早在公元前一七〇〇年，埃及的一份醫學文獻就已寫過，任何腦漿已溢出的病人就等於得到絕症。差不多四千年的醫藥進展還是沒能推翻這個灰暗的推斷。

我拚命翻那疊放在靠背板下面的文件，想找出她的名字……雪莉。在正常情況下我絕對不會冒失地跟新碰面的病人以名字相稱，這種做法只適合汽車推銷員，但面對頭部受到重傷的病人，則需要這種比較不禮貌的方式。

名字是一個人跟外面世界之間最耐久的聯繫，是他或她最早認得和最後才忘記的字眼。就算重病使我們意識漸失，慢慢忘卻家人、兒子或其他事情，我們仍然會對自己的名字有所反應。碰到頭部創傷的病人，名字比什麼都能穿過層層迷霧，更快喚起傷者的注意。

當下，我靠近她的臉。血腥混合著酒精的味道衝到我鼻子裡——那是手術室裡特有的一種噁心味道。

「雪莉，」我大聲對著她耳朵喊。她慢慢睜開眼睛。

「唔？」她回答，聲音透過塑膠氧氣罩傳出，朦朦朧朧的。

「雪莉，我叫法蘭克。你在車禍中受傷，現在在醫院裡。你的傷勢還好，但我們要幫你動些手術。今晚我們有得忙了。你能不能動一下腳趾和手指給我看？」

等了好一會兒，她虛弱地動了一下，然後又闔上眼睛。雖然她的反應令人大受鼓舞，我依舊對她的情況感到悲觀。我看過太多講完話就死去的例子，就像有人扭到足踝以後，也許過了好多小時才瘀腫起來；被重創的腦袋也有可能幾小時後才出現水腫。

對於軟綿綿的腦子而言，顱骨是它最好的朋友，也是最壞的敵人。在日常生活中，腦漿徜徉在脊髓液中，前後晃動，只有許多細小血管將它聯繫到骨頭上。但遇到瞬間往前加速或煞停時，例如在車禍中，或嬰兒哭鬧被大人猛力搖動（這也是嬰兒被誤殺的最大主因之一）時，腦子撞到頭殼上，血管斷裂，血液流出，形成壓迫性血塊，稱為硬腦膜下血腫。同時，腦部撞傷的部位也出現水腫。由於被困在硬硬的顱骨裡面，傷後腫脹的腦子因此退路盡斷，沒法獲得新鮮血液的供應，活活窒息而死。在創傷的情況裡，顱骨從扮演腦子保護者的角色一變而成為腦子的殺手，最後變成腦子的棺材。

身為外科醫師，我們可以稍盡綿力，將凝結的血塊拿走，並給病人一些藥，以減輕腦部腫脹，可是通常已形成的傷害是無法挽回的。日本有些醫生嘗試過將這些病人的顱骨頂鋸掉，讓受創的腦袋有無限多的腫脹空間，顱骨「蓋」暫時儲放在冰箱裡，等退腫之後再放回病人頭上。不幸的是，腫脹的腦袋一直腫脹下去，最後病人的頭大得像二流科幻電影裡的外星怪物般，而且病人終究還是回天乏術，於是醫學界放棄使用這種醫療方式。

在某些無法可施的情況下，也會將部分腦子切掉，讓它有空間可以腫脹，但這真是一種「神風特攻隊」策略而已。從某個恐怖的角度來看，雪莉自己已在動這種手術，而將部分腫起來的腦子從顱骨的裂縫擠到外面去。而事實上，不斷將那些已經壞死、成了液體狀的腦組織擠到顱骨之外，可能是她還活著的唯一原因。

「雪莉，你的頭部撞到車頭玻璃，受了傷，這位醫師會替你將傷口縫起來。」我指示一位實習醫師暫時在傷口上蓋上一層尼龍紗布，隨便縫一下。由於數小時後我很可能會再將傷口打開，因此目前並不需要縫得那麼好。「你不用縫得像林布蘭（Rembrandt van Rijn, 1606～1669，荷蘭畫家）的畫那麼漂亮，只要能止血就好。注意不要讓她的頭髮跑到傷口裡。」他看著傷口裡不斷流出來的腦漿，向我扮了個鬼臉。我用棉球將腦漿抹掉。「這是她國小三年級的記憶，」我低聲說，「但不用太在意；她根本不會記得有這麼一回事。」

比爾是資深外科住院醫師，當他檢驗雪莉的胸部和臉部時，較資淺的住院醫師則進行其他例行手續：抽血送實驗室檢驗；替雪莉裝上靜脈注射裝置；檢查她的手腳，看看有沒有骨折或撕裂傷口，以及將污垢和碎玻璃片清除掉。

「找出她的血型，給她輸六單位的血，」比爾跟護士說，「看看他們能不能先送些O型血來，以防萬一她不行了……現在血壓是多少？」

「九十／六十。」

「儘快再給她一公升乳酸食鹽水，叫X光的人來。」

我跑去打電話給負責電腦掃描的技術人員，讓他知道我們需要急著做 CT。當醫生的經常必須在半夜裡吵醒很多人，還要立刻跟他們進行有意義的對話。

「喂？」一個迷濛的聲音回答。

「你是不是今天值班做 CT 的？」

「喂？」

「你是不是負責做 CT 的？」

停頓了一會，再來是被單的窸窸窣窣聲。天哪！我想，他又睡著了。一個月前，另一位技術員在跟我講著電話時，話筒掉在地上，跑回床上睡覺。後來我得要請警察去叫醒他。

「……呃，你從醫院打來的嗎？」他半睡半醒。

「不，」我回他，「這是出版商年度大抽獎打來的，你剛贏了一百萬。噢，順便跟你說，這裡有個受了重傷的病人，需要緊急做CT。」

「好。」

那一聲「好」半點說服力也沒有，他聽起來比較像會再度昏睡，四個鐘頭後醒過來，心裡疑惑醫院是否曾經打過電話給他，抑或那只是一場惡夢。十分鐘後我再打去，怒氣沖天的技術員太太說，他的確已經出發了。

也許我有點不禮貌，但我管不了那麼多。我終於清楚龐德（就是007電影中的情報員）滿腦子以為自己在拯救世界時的感覺了。在這種時刻，禮貌文明皆可拋棄，絲毫不用內疚。地球已經快要毀於核爆了，於是龐德在機場裡橫衝直撞，把其他旅客撞得東倒西歪。皮箱與飲料齊飛，連一句「對不起」都沒有。他不是無禮，而是個有任務在身的英雄。我也可以說：「趕快起床吧，過來替這女孩做掃描。她快要死了！」到了最後什麼都會被容忍被原諒。我們只不過是為所應為而已。結果決定一切，是否努力不是重點。

雪莉的血壓開始攀升，趨於穩定。頭上的傷口也暫時縫上了。技術員正將儀器架好，準備替雪莉的胸部、頸部及腹部拍X光。

「雪莉，你還好嗎？」我問。

「唔，但我頭好痛。我會死嗎？」

「不會。你死的話我們要填太多表格了。現在我們要替你拍幾張X光片。」

「傑克怎麼樣了？我想見見他。」

「呃……唔……他現在不在這。他被送到別的地方了。」百分之百的外交辭令。不過，她現在的情況實在是不適合再聽到「男朋友頭被切掉」這種消息的。比爾和我退到旁邊的小休息室拿起一盒餅乾拚命吃。餅乾盒上蓋著「醫院人員方可取用」的戳章。自從在這裡上班之後，三個月來我已胖了二十磅，都因為吃這餅乾和喝巧克力牛奶。休息室裡的咖啡已經放了一整天，但我們還是當喝藥般喝了一杯，好提振精神。

「這真他媽的棒極了，」比爾埋怨道。「明天我還有個威普（Whipple）手術要做，到時一定亂七八糟。我們每年才做兩次威普呢。」威普式胰臟癌切除術，手術十分複雜，一般外科住院醫師都希望能參與。

「至少你可能很快就可以回去睡覺，」我頂他一句，「但她腦漿還在流出來呢。我可能要幫她將腦部切開——如果她不先死掉的話。老闆又已經將我們四個手術室早上七點半的第一台刀全訂下來。如果他的病人被這手術耽誤他會發飆的。」

我看了看手錶。已經三點半了，我必須想一想這些最花精力和時間的工作：官僚作業。看來我不太可能在七點半之前替她做完掃描又替她動完腦部手術。明天還剛好是老闆打壁球的日子呢。如果他中午還不能下班的話，我看要被開腦袋的人就變成我了。而且，如果七點半我還在替雪莉動手術的話，誰又來替我上刀？也許我可以叫實習醫師暫代一下，但那樣的話，老闆肯定會大動肝火。他會對實習醫師大為挑剔，而那個人剩下來的神經外科訓練期內都會恨死我。星期二永遠是最大的日子啊。為什麼這些意外偏偏都要在星期一晚上發生？為什麼星期一晚上會有人跑去喝酒，酒後還開車？

也許我可以問麻醉科能不能再多開一間手術室。但也許我也可以問問德蕾莎修女要不要跟我約會？答案大概都一樣。

我再看了看釘在布告欄上的手術室時間表。四個房間用來動心臟手術、四個神經外科、四個別的……沒指望了，他們永遠不會多給我們一個手術室的，我要不將老闆的其中一個手術往後挪，或者乾脆取消掉？於是我抽出病人名單，打電話給神經科護士站跟值班護士凱倫談一談。

「凱倫，我是法蘭克。明天七點半的手術，我們有沒有什麼藉口取消其中一個？像發燒、鉀太低之類？」

「讓我看看。」她停頓下來，跑去看病人的病歷。「這裡，」她回到電話上，邊翻病歷，「占米遜先生的鉀是三・五。」

「不夠低。」

「那麼貝絲太太呢？半邊臉抽筋那位，」凱倫說，「午夜時她的溫度是九九・七度。」

「不夠高。每個人都簽了同意書了嗎？難道沒有人有什麼疑慮嗎？也許有些人要再想個一天半天？畢竟這都是腦部手術啊。」

「門兒都沒有，這些都是老闆的病人咧，記得嗎？」

「唔，說的也是。如果你想到什麼再告訴我吧。我這裡有個創傷病人，看來會衝到我們預定的手術時間表。」

我將病人名單塞進口袋，喝完咖啡跑回創傷治療室，比爾已經在看胸部的X光片了。

「她的縱隔有點太寬了，」他對我喃喃說著。「要再照主動脈攝影。」

主動脈是從心臟將血液傳輸出來的巨大動脈，在兩片肺葉中間稱為縱隔的空間通過，接著跑到腹部去。在縱隔的部位，有一條短短的韌帶連到主動脈上，這條韌帶稱作動脈管。事實上，動脈管就是當人體還在胚胎階段時，負責將血液導離胎兒肺部的血管。胎兒出生後，肺部開始運作，小血管一變而為韌帶。車禍中車子緊急煞停時，動脈管扮演了主動脈的安全帶，不過也只能拉住巨大主動脈的中央，主動脈的其餘部分還是以極高速度往前移動。如果車禍十分嚴重，那麼就算是年輕人還沒用多少年的主動脈，都有可能出現撕裂，血管裡的血液漏到縱隔，在X光片上也可看到心臟周圍出現異常大的空間。此外，開始漏血的主動脈很像開始漏水的水壩，隨時會崩塌。換句話說，我們必須在雪莉出現大量溢血之前，用特氟隆管子換掉她的破損大動脈。

雪莉的情況是典型的「多重創傷」，即身上至少有兩個重要器官需要動手術修補。我們必須趕快決定優先順序。如果先給她換血管，可能血液輸到腦袋時，腦袋已經失靈；如果先修腦袋，可能修好時，軀體卻已因主動脈爆裂而死掉。天！我們甚至還沒有檢查她的腹部呢，那裡會不會藏了什麼讓我們措手不及的大創傷？

不錯，也許我們可以替她同時動腦部和胸部的手術。可是，胸腔外科醫師替雪莉動手術時，需要將她的主動脈夾起來，因此要將一些抗凝血劑，即肝磷脂，加進她的血液裡，以免停滯不流的血液凝結起來，阻塞她的主動脈。但抗凝血劑卻會使得我無法替她進行腦部手術。人腦可以說是身體裡最血淋淋的器官了，缺少了凝血機制的配合，任何「動腦筋」的做法都會致命。當下我立定了主意，如果她需要動腦部以及胸部手術，就必須分開執行。我只希望她的肚子乾乾淨淨的沒別的傷。

腹部的檢查方式，是在肚臍眼之下的位置割開一個小小的切口，將一條細口徑管子從切口插進腹部，透過管子將消毒過的鹽水注射進去，在肚子裡跑一圈之後，用吸引器抽回來檢驗。如果抽回來的液體內有血，那麼可能脾臟爆裂或者肝臟受損了。黃黃濁濁的液體則表示腸子出了問題。

一名資淺外科住院醫師開始在雪莉的肚皮上塗上消毒藥水。同時，護士也將檢查腹部的器械準備好。

「雪莉，你還好嗎？」我問。

「好。」

她聲音聽起來更昏昏欲睡、更遙遠，左手握起來更軟弱無力了。這真令人擔憂，看來她腦袋衰敗的速度比我預計的快很多。負責掃描的人快來了，比爾正在打電話給血管攝影醫師，安排替雪莉檢查主動脈。不過，雪莉的顱內血塊可能沒法讓她再撐一、兩小時，等得到專家來替她做血管攝影。我將被迫在資訊不足的情況下推她進手術室。當然，比爾會反對，然後我們就像平常一樣吵起來，爭辯到底哪個器官優先。

我聯絡我的指導醫師薩昆文，告訴他眼前情況，也許可以靠他的影響力讓我們先動腦部手術。但薩昆文並不太感興趣——「真要我幫忙時再打電話給我。」這等於說「自己想辦法吧，我在睡覺。」謝了。

這是為什麼他們喜歡在教學醫院裡工作：讓第一年的住院醫師來替他們做這些生死關頭的決定！我原希望能從指導醫師那裡得到精神上的支持，但如果再跟他囉嗦，便很可能會被誤以為沒擔當了。神經外科是醫學界裡少數幾種仍然以男性為主的科目，而在這一行「沒擔當」幾乎和「懶惰」一樣糟糕。我讓薩昆文醫師繼續睡。

雪莉腹部抽出來的液體清澈無比——她其他的內臟都逃過一劫了！假如她當時繫上安全帶，受傷情況將會相反。現在的情形是，她被拋出車外時，頭部撞到擋風玻璃。如果綁上了安全帶，車禍發生時她的下腹將會受傷，也許小腸破裂。事實上在任何嚴重車禍中，身體中某個部位一定要承受壓力，某些器官一定得受傷。分別在於，小腸很容易就可以縫好，腦袋撞壞了要救治就很困難了。

雪莉其他的X光片也沖出來了，送到創傷治療室。她的頸部以及腰部看來還好，沒有骨折和脫節。我將她脖子上的保護裝置全鬆開，將她從靠背板上搬下來。靠背板立刻有人洗乾淨，還給送雪莉來的醫護人員。他們早已填完所有表格，焦急地等著上路。

我通知手術室的人，很可能要做緊急開腦手術，請他們準備儀器用具。夜班護士照例跟我抱怨，說那個肝臟移植手術一直未完畢，另一名剛做完心臟手術的病人也很有問題，可能要再回來，還有一個病人怎麼怎麼樣……每晚都是同樣的故事，而我只想將這台手術做好。

「做移植的人難道都不在白天工作的嗎？他們是什麼怪物？吸血鬼嗎？聽好，我才不管發生什麼事；給我一個房間就是了。」007的感覺又來了。

「好啦，我們會準備好一間預定明天早上要用的手術室給你們用。但你會擠掉亞伯拉摩維茲醫師七點半要做的後腦窩手術。」聲音裡滿是「行不通」的語氣。她很清楚，擠掉老闆的案子是要冒殺頭風險的。

「你不可以把我排在一般外科手術室嗎？我們九點或頂多九點半就離開，我答應你。」真的，德雷莎修女，答應我吧，這約會將會十分愉快……我帶你去一家印度餐廳，那裡食物精美極了……

「門兒都沒有。不要太貪心了。像現在的擁擠情形，不取消你們的其中一個手術室就應該謝天謝地了。你要什麼時候開始呢？」

「掃描的技術員快到了。我想三十分鐘吧。」其實他要一個多小時才能趕到，但我用不著告訴她。

比爾聽到我們的對話。「主動脈的攝影呢？」

「當然要拍，如果有時間的話。」（想也不用想了，朋友。腦袋優先，血管第二。）

「我們要擠出點時間來。」

「如果照血管的人來了，照完ＣＴ，我們直接將她送去拍血管攝影，再進手術室。但她需要先開腦袋再開胸。」無論照片顯示什麼，顱骨上的裂縫必須清理乾淨，將所有跑到腦袋裡的碎骨屑或頭髮弄走。

「好。」比爾好像對這樣「一人退一步」很滿意。「但我想看到她的主動脈攝影片。如果血管正在破裂，你一弄完，我們就要緊接著做下去。」

很對，不過如果她的主動脈破裂的話，我們的手術時間表就完全被打亂了。換完人造主動脈，已經是下午兩、三點，等於說我們至少要取消兩台以上的手術——不只是被延後而已。我的天！我想也不敢想。於是又從口袋中將病人名單抽出來看。要取消哪一個呢？那個飛越半個地球來動手術的義大利企業家嗎？不行，他的時間不能改。那麼？歌劇院指揮的太太呢？亞伯拉摩維茲醫師今天的病人全都是重量級人物呢，誰也不會願意乖乖延期的。拜託，雪莉，主動脈聽話一點吧。

突然之間，我覺得好累。一整天的工作排在面前。我似乎看到每個要鑽的洞、要縫的每一針、要止血的每個小地方。千萬個要注意的細節，我連動也不想動。

創傷治療室內的對講機響起來。「病人的父母來了，在會客室，」櫃台人員告訴我們。儘管我覺得我要面對的已經夠糟，但這家人要面對的其實更糟。對我來說，雪莉只是一名病人而已，就像煩人的官僚作業一樣的去處理。但對他們來說，她是記憶中的一切：小女孩走的第一步路、說的第一句話、第一輛腳踏車、第一次約會。二十多年的日子，由生日派對、暑假、畢業典禮等等交織而成的一幅美好溫馨圖畫，正被撕成碎片。當年他們抱著的嬰兒，現在腦漿卻一點一滴地漏出來，滴到一片四吋乘四吋的紗布墊上。

比爾和我出去跟他們談。這是行醫生涯裡最難處理的工作了。

在整個報告過程當中，雪莉的爸爸媽媽都涕淚漣漣，但算堅強。比爾談到主動脈要做的檢查，以及可能要動的修補手術。我告訴他們雪莉頭部受傷的狀況，並請他們簽了手術同意書。他們問了些任何人都會問的問題，像雪莉的存活機率、假如活下來她的情況又會如何、有沒有破相，最後是動手術以前能否先讓他們看看她。我避開所有跟復原有關的問題，只強調她臉孔看起來沒受到什麼傷，目前她也不怎麼感到痛。醫生跟政客很像：我們都強調好的部分。而由於我們竭盡所能、盡快替她動手術，大概不會有時間讓他們先跟雪莉見上一面了。對他們而言，這真是一場惡夢。睡得好端端地，突然被叫醒，然後跑到幽暗的醫院會客室裡，被迫聽了一堆關於醫生要怎樣在女兒身上切切割割！我們的醫師形象大概也不能對他們有多少鼓舞作用；凌晨五點的沮喪身影、沒梳理的頭髮，身上穿的醫生袍子又沾上了許多碘酒漬印，加上腳上髒兮兮的網球鞋，從頭到腳看起來一定像兩個高中生！

我拍拍雪莉媽媽的肩膀，告訴她等我更確定時會回來跟她報告。

回到創傷治療室，厚重的金屬門緩緩關起，將會客室隔絕在我們燈火通明的密室之外。護士將監控雪莉心臟的接線從牆上的儀器拔下，轉接到掛在病床邊的手提式監控儀上。另一名專責呼吸系統的技術員也將雪莉的氧氣罩接到一個小型氧氣筒上。一切準備好之後，就要將她從創傷治療室送去掃描。

掃描器放在兒童醫院裡，要往上走一層樓，大約再走兩百碼左右才到。手術室則要繼續往上再走一層樓，然後再走兩百碼。當你在移動一名不穩定的病人時，就算只坐一小段電梯或者推著病床走一小段走廊，都是一種心驚膽跳的經驗。我們當外科醫師的，只有身在手術室內才覺得安心，因為手術室內設備齊全，從緊急的心肺復甦器到麻醉設備一應俱全。相反，跑一趟X光科就有如進行月球漫步般危險，病人的生死完全繫於一線之間，依賴一部靠電池運作的手提式監控儀以及水肺大小的氧氣筒；這遠遠比不上伴隨在旁的麻醉醫師以及一套優良的儀器可靠。

「她的血壓如何？」比爾問。

「九十／五十，」護士回答。

「我覺得應給她輸點血才送她上去。這裡有沒有備用血袋？」

我再檢查了一下雪莉，她頭上的傷口依然有腦漿流出來。「動一動腳趾頭。」這次只有右腳的趾頭在動。很顯然她左半邊開始癱瘓。照這樣下去，過不了多久她就會說看到一團白色的光，或許多瀕臨腦死狀態的人都會看到的幻象了。

「我們必須替她掃描了，」我告訴比爾。

「血漿來了，」他回我一句。「只要五分鐘就可以將血袋掛好。她的血球容積比只有二十八，我們已經給她輸了七公升的血，但她的血壓又在降低。」

「我怎麼了？」雪莉突然叫起來，用她還可以動的手去扯氧氣面罩。簡恩，醫院的夜護班士——趕忙抓住她的手，叫她放輕鬆一點。

「但我沒法呼吸！」她嘶聲大喊，一邊抗拒簡恩，右手拚命要伸到臉上，頭也轉來轉去，模樣十分可怕。我瞄了一下心電儀，一小時前還是每分鐘一百二十次的心跳，現在升到一百九十次。

「血壓？」比爾問。

「高壓七十，低壓量不夠。」

「呼叫麻醉醫師，她要做插管。還有給我開胸器具，叫心臟胸腔科的人下來。」

我知道比爾在想什麼。雪莉頭部傷口已經沒在流血，而且腹部檢查也沒出血現象。那麼血壓下降，一定是因為主動脈出血了。呼吸感到困難是一種警訊，表示胸部已積滿了血，壓到她的肺部。另一方面，她的心臟則拚命地跳動打血，企圖補償不斷流失的血液。到了這個地步，唯一救助她的方法是剖開她的胸腔，將主動脈夾緊。我們急需麻醉醫師的幫助，替她做氣管內插管，施以麻醉。如果他們遲遲無法趕到，比爾還是要動手的——儘管她還醒著。

好幾位護士及助理都從其他急診室飛奔過來，幫忙傳話給其他人。除了麻醉醫師及心臟胸腔科的人，我們還通知了創傷外科醫師和手術室的人。兩層樓之外的手術室內，技術人員立刻將鑽頭顱用的鑽子等儀器收起來，而架設起心肺機，將心臟手術用的刀剪擺好。在急診室值班的住院醫師跑來協助比爾，在雪莉身上再加一個靜脈注射的針頭，另一位資深的住院外科醫師也跑來，二話不說就動手擺好胸腔手術用具，將胸腔導管準備好。導管的作用是弄走胸腔內的血和空氣。工作人員也將通往其他急診室的門全關緊，以免其他就診病人看到這裡的緊急狀況。

我一直站在病床的床頭前。雪莉眼睛張著，瞳孔大小不一。她的呼吸急促，臉色灰白。簡恩遞給我一個打氣袋，是用來協助病人呼吸用的。我將雪莉的氧氣罩拿開，將打氣袋罩在她嘴巴上，用力將氧氣打到她肺裡去。「我要死了，我要死了，」每當我停下來的剎那，她便上氣不接下氣地喊。

雪莉說得沒錯，她確實是愈來愈接近死亡邊緣了。身體出了大毛病時，每個人都有一種預知大禍將臨的本能。我父親多年來都有胸痛的毛病，但當他那天早上真的心臟病發作時，從他的表情就知道這次痛得不一樣，他眼神裡淨是惶恐。通常如果病人問醫生他們是不是快要去世時，醫師都不大擔心。但等病人歇斯底里地喊「我要死了！」時，我們知道這大概是真的。

麻醉醫師和助理護士衝進來，手裡提著一個大手提箱，裡頭裝了喉鏡、氣管內插管及麻醉藥。護士接手替雪莉打氣。「氣打不進去，」她跟麻醉醫師說。他立刻將喉鏡遞給她，她手一抖將它打開，好像打開彈簧刀般，喉鏡的前端有燈，她將亮著的銀白色尖端插進雪莉的嘴巴。同時，麻醉醫師將好幾劑藥從雪莉身上插著的眾多靜脈膠管之一注射進去。這應該可以令她昏睡鎮靜下來，不再抗拒我們「替她呼吸」。

助理護士讓雪莉的頭稍往上仰，一邊將喉鏡推進她咽喉深處，避開她的舌頭，好看到氣管的入口。雪莉猛地咳嗽並劇烈地嘔吐起來，綁著她右手右腳的布條——將她固定在床上避免她亂動——全沾上嘔吐物。終於，麻藥發揮效用，雪莉不再掙扎。「看到聲帶了，給我管子。」她將塗過潤滑凝膠的膠管從聲帶中央滑進雪莉的氣管中。

我走出房外，從走廊往內看。小小的房間內擠了十多人了，現在雪莉已被全身麻醉，我再也無法觀察她腦部的狀況。她的膚色轉變成黃黃藍藍的，就像一般屍體的顏色。「血壓五十／〇。」心電儀顯示「心搏過速」。事實上，她的心還在跳，但已無血可輸。

比爾和剛衝進來的心臟胸腔科醫師脫下袍子，戴上手套。實習醫師在雪莉胸部潑上一瓶消毒藥水。呼吸治療師早已接手打氣的工作，肌肉虬結的手臂努力地壓著打氣袋。但連他也沒能打多少空氣進雪莉坍塌掉的肺裡了。

我很清楚，眼前如狂風驟雨般的急救動作，只不過是為可憐雪莉而跳的死亡之舞。她的主動脈已經破裂，鮮血全湧進胸腔內。這樣的身體很像引擎失靈的噴射機，飛機還在飛，但絕對不可能平安降落。再幾分鐘她的生命便會在第八號急診室裡走到盡頭。

比爾拿了把十號手術刀刺進雪莉的前胸，刀身全刺進去，在左邊乳房之下割了一道約十二吋長的開口。當他割到胸膜時，一大團血塊滑出來，「叭噠」一聲落到地板上。心臟胸腔科的醫師把一副肋骨撐開器放置到傷口裡，傷口撐開時肋骨斷裂聲清晰可聞。我再看了一會兒，比爾他們互相說了些什麼，雙手在傷口內掏，前臂到手肘上淨是鮮血。他們將粉紅色的肺扭開，長長的金屬夾子伸到傷口內。稀薄帶紫色的血還是不停流出，流到他們衣服上，流到鞋子上。

雪莉完全沒有血壓了。監控儀上出現亂糟糟的波形，她的心臟只在不規律地亂跳，監控儀上的警鈴響起——這鈴聲也代表我們七點半的手術時間表回復原狀，一切都不用動了。心臟胸腔醫師伸手進雪莉體內，握著她的心臟按摩，為心室進行最後的嘗試。「空的，」他簡單地下結論。她去了。他手收回來，脫下手套，跑去洗手盆洗手。

「你能不能跟她家人談談？」我對比爾說。他點點頭，面容嚴峻，眼睛還在看著雪莉的傷口。

謝天謝地他答應了。我可以想像雪莉可憐的父母看著這一群醫師護士衝進急診室的心情。我告訴過她母親說我會跟她回報。我騙了她。這是胸部創傷致死，跟我無關。讓一般外科醫師來扮演死亡使者的角色吧。

在樓上的手術室，原先準備好的胸腔手術器具重新又收起來，一切又為亞伯拉摩維茲醫師的病人而準備。心情不好的X光技術員將電腦收起，懊惱沒睡好覺卻又無功而返，白忙一場。沒用到的血袋再度被送回血庫，等待下一次悲劇的降臨。大家都準備回家了，為這場聖戰臨時成立的小軍隊倏然又解散。清潔工被叫來善後；比爾則吩咐倒楣的住院醫師替雪莉將傷口縫起來。「你不用縫得像林布蘭的畫那麼漂亮。」

這個晚上，我有幸成為聆聽雪莉最後一句話的人，成為摒絕了她父母跟女兒見最後一面的人，也是讓雪莉一直到去世為止都以為她男朋友還活著的人。在八樓，七位等著動手術的神經外科病人恬然入睡，渾然不知曾經有好幾個小時，我在腦海中拚命重新安排他們的命運！

結果，他們的手術全都按時間表進行，老闆也一如原定計畫，下午去打他的壁球。

第七章

不再在葬禮上哭泣

菲利皮安諾是個冷血變態的外科怪醫，
他有辦法在早上把病人弄成四肢麻痺之後，
下午跑去打高爾夫。
這聽起來很差勁，
但我很快就發現他跟其他經驗豐富的
神經外科醫師沒什麼兩樣。
在一次特別令人驚心動魄的手術之後我問他，
這類手術會不會影響到他，
他引用一句古老的俄羅斯諺語來回答我：
「那些會在葬禮上哭泣的人不該從事殯儀行業。」

那些處理創傷病患的經驗使我心腸轉硬，而疼痛病人則令我對於人世間的苦痛和掙扎逐漸無動於衷。我覺得，在這個「加入他們」的過程裡，我的性格不知不覺間變了個調，各式各樣的病例再也不像從前那樣牽動我的情緒，帶來強烈的感覺了。當我回想第一次替病人插鼻胃管失敗以及隨之而來的羞愧，又或者想到BG手指一根根地壞死時內心的驚惶失措，事實上感覺已十分模糊，裡頭還攙雜著一絲絲茫然困惑的懷舊，有點像花花公子在歷經滄桑之後，再回想起小學六年級時愛上女老師的天真情懷。

不過，我的麻木不仁終究還只是達到某種程度而已，還不夠資格當個真正的冷血、變態怪醫，這類醫師的人性經常處於全面麻痺的狀態。在一宗令人心酸的病例中，我首次見識到這種醫師心態。

病人的名字，叫安迪。

＊ ＊ ＊

打從一開始，生命對安迪就十分的不仁慈。安迪還未成形便已經碰到大麻煩，因為他母親卵巢內的一顆卵子在成長的過程中，染色體出現了重大錯誤，而這顆卵子不巧正是安迪的前身。

人體的結構藍圖全部藏在染色體裡；染色體可說是我們從祖先得到的一切遺產。如果你將染色體拉開來看，它們其實是一長串一長串的分子。其中一些分子片斷就是所謂的

DNA，平常這些分子纏捲成一條條小彈簧的形狀，分子中的資訊由上一代傳給下一代而生生不息。

當卵子或精子被製造出來時，大自然將幾十條染色體重新排列，好像賭徒洗牌一般，盡量給新生命一副好牌。就安迪的情況而言，大自然卻給了他一手必輸無疑的壞牌。

每個人的細胞內都應該有四十六條染色體：二十二對跟性別無關的染色體，另外兩條則跟性別相關，如果兩條都是所謂X型的就成為女生，一條X型加一條Y型的就成為男生。父母雙方各提供一半數量的遺傳物質，換句話說，各自貢獻二十二條無性的染色體以及一條決定小嬰兒性別的染色體。

由於命運的作弄，安迪母親多給了他一根第二十一號染色體。安迪原已從父親那裡得到一根二十一號染色體，因此他一共有三根二十一號染色體，而不是正常的兩根。這個情形在醫學界稱作「二十一號三套染色體」（Trisomy 21）。

這種錯誤通常出現在減數分裂——也就是母親的染色體被包裝在卵子裡的過程中（雖然也有其他引致同樣錯誤出現的途徑）。隨著卵巢日漸衰老，製造卵子的機制也較老舊，製造出含有三套染色體卵子的機率相應提高，這有點像老人家經常亂丟眼鏡一樣，老去的卵巢也會將染色體隨手亂放。

有人稱DNA為生命的金錢。但跟錢財不一樣的是，DNA並不是多多益善。伴隨二十一號三套染色體而來的，是不同程度的智力不足、各式各樣的先天性心臟病，以及比其他小孩更易得到白血病。幾十年前，飽受二十一號三套染色體折磨的人更被稱為「蒙古佬」，因為他（她）們厚厚的眼皮看起來較像東方人。後來，這個得罪一票人的標籤被聽來較像醫學名詞的「唐氏症候群」所取代。不過，有些人說，那位已經去世的唐醫生不應獲得這項殊榮，因為據說唐醫生是個種族歧視主義者，他相信患有二十一號三套染色體的病人只不過是一些較不優秀、混雜在西方社會的蒙古人而已。目前，醫學界最通行的名稱是二十一號三套染色體。

除了這個問題，安迪頭部及頸部還出現好幾處不正常的地方。他的耳道長得特別細而且亂七八糟的，以致一出生便失聰。安迪前額的髮線十分低，頭髮一直長到眼睛之上約只一吋之處，雙眼之間的距離也特別的遠。此外，他畸形的聲帶從來就沒發出過正常人的聲音。

人生就是如此不幸，像這種禍不單行的基因缺陷情況並不是罕見事件。相反的情況也會發生，有些人全身上下都閃耀著第一流的基因。誰沒遇到過一、兩位含著銀湯匙出生、帶著高貴血統的人？像那些長得又漂亮英俊、功課又好還是學校游泳隊隊長的人？但老天爺呀！相對於一個成功的基因傳奇，就有一個安迪。

雪上加霜的是，安迪生於一九三〇年代，因此相較於今天而言，他處於更為不利的社會環境之中；那個時候專為殘障兒童而設的特殊教育還不普遍。不過，安迪也不算百分百地倒楣，至少他的父母是很有愛心的人，在那個只知道三套染色體無辜病患往安養院送的年代，安迪的父母卻在家裡撫養安迪長大成人。此外，他很幸運地心臟沒出現什麼缺陷。甚至，他的智商還有八十分，算頂不錯了。

安迪從未進過一般的學校，但他學會了手語，也能讀懂一點書。他的情緒大致穩定，平日靠打些零工消磨時間。慢慢地，安迪在家附近的天主教堂找到一份清潔工的工作，常常會連續花上很多小時擦拭教堂內的木頭椅。他特別喜歡將教堂弄漂亮以迎接節日的來臨。一年年地過去，復活節和聖誕節的燈飾布置全都成為安迪的專職，而他很喜愛這份責任。事實上，安迪已經成為聖瑪利教堂不可或缺的一份子，教徒做禮拜時永遠陪伴在側，夏天辦團契活動或義大利麵餐會時，他更像個受人愛戴的彌勒佛般。神父們到職又離去，但安迪一直留在教堂裡工作。

幾十年過去了，安迪變得愈來愈肥胖，抽很多菸，換來的是糖尿病和高血壓。四十五歲生日過後不久，由於糖尿病的影響，安迪右眼視網膜出現溢血現象，一天之內他的右眼便瞎掉，剩下的左眼，成為他內心世界通到外在世界的唯一管道。幸而，像及時雨般的雷射手術防止了左眼變瞎，但安迪也知道，剩下能看東西的眼睛視力也會每況愈下，因此他還要應付一波波揮之不去的憂鬱感。而如果撇開他的健康問題不談，他倒是每天天一亮就準時到教堂上班。

四十七歲那年夏天一個非常濕熱的早上，安迪母親被樓下浴室傳來的陣陣嘔吐聲吵醒。跑到浴室時，發現心愛的獨生子坐在馬桶旁邊，兩手捂著他大大的頭前後搖擺，一張大臉白得像粉筆灰一樣，冷汗直冒。他用手語告訴媽媽，「我病了，」以及「媽，幫我。」他不住地打著手勢，直到終於不支倒在地上，昏了過去。

＊　＊　＊

身上呼叫器響起來時，我正在住院醫師的休閒室裡打撞球，原本安靜得有點離奇的星期六午後立即變得有點焦躁不安。呼叫器顯示螢幕上閃著「一六六七」，代表了這是外面來的呼叫。不太妙。

我撥了內線，接到了這通郊區醫院急診室護士打來的電話。

「請等一下，納查里昂醫生馬上會來接電話。」

在漫長的等待期間，我腦海中想像著各種灰暗的可能狀況。郊區醫院急診室裡等著我的會是什麼？是疼痛病患嗎？頭部受到重創？還是出血？

「哈囉，請問是哪一位？」終於有聲音了。

「佛杜錫克，」我簡單地回答他，「神經外科住院醫師。」

「我們這裡有一位蒙古症病患，四十多五十歲，有高血壓病史，今天早上送來我們這裡時已呈昏迷狀態，最初病人媽媽發現他出事時，他正在浴室裡嘔吐。血壓是兩百三／

一百二，心跳五十五。他又聾又啞，但可以透過他母親的翻譯用手語溝通。病人說頭很痛，但視覺沒大問題。不巧我們的電腦斷層掃描壞了，因此想把他送來你們那裡。我猜他因高血壓血管破裂了。」

「他有在服用什麼藥物嗎？」我從口袋裡找到一張皺巴巴的空白卡片，將他說的記下來。

「Inderal、Dyazide。他對盤尼西林過敏。還有，他有糖尿病，但看來從沒治療過。另外，他一邊眼睛瞎了，我不曉得原因是什麼——也許跟視網膜疾病有關。」

「我有沒有聽漏了——他有唐氏症候群，耳朵聽不見，眼睛有點瞎，無法講話，而他血管破裂了？」嘩！這個週末可有得忙了。

「是呀。還有，他跟父母一起住，父母看起來都有一千歲了，但健康狀況好像比他們兒子還要好。」

「他叫什麼名字？」

電話另一頭靜了下來，納查里昂醫生在翻他的筆記。很奇怪的是，醫師通常記得病人的血壓、在服用或注射什麼藥、對什麼過敏，但永遠記不得像名字之類的瑣碎事情。

「安迪……安迪・伍德。」

「好吧，請送他過來吧，用直升機。」對話完畢。

我將撞球重新排好。直升機至少要過好幾個小時才會飛到。

* * *

下午五點鐘，醫務人員將安迪推進急診室。我早已接到通知，在那裡等著。雖然安迪被一條大毛毯包住，但他的過胖是顯而易見的。他的眼睛上蓋著一塊白色毛巾，下半臉上鬆鬆地掛上氧氣罩。他的嘴巴微張，巨大的舌頭吐了出來，正是三套染色體病人常有的跡象。

「他醒著嗎？」我問其中一位護士。

「醒著，」他回答，「但我想你已經知道他又聾又啞。病人母親說你可以寫字條給他看，他會寫回來，但他不大肯張開眼睛，無法真的讀什麼東西。」

「目前血壓怎樣？」

「還是很高，大概一百六到一百九左右。飛來這裡之前我們給了他一點 Aldomet、一點 Lasix 和 Decadron。」

看樣子我們要在他的動脈插條導管監測血壓，給他硝基氰酸鹽點滴，控制住他的血壓，免得他腦袋被那麼高的血壓轟到隔壁去。

「有沒有人曉得他父母現在在哪？」我大聲說。

「我猜他們正開車過來，」另一位護士說。「但我不知道他們什麼時候會抵達。」

我將安迪臉上的白毛巾拿走。面對急診室裡強烈的燈光，安迪不住地眨眼睛，又從我手中將毛巾搶回去，蓋回臉上。他有懼光症，強光讓他不安。我伸手到他濕冷黏黏的脖子後面，輕輕轉動他的頭部。他立刻伸出手臂來制止我，喉嚨中冒出一陣不像人類會發出的聲音。他的頸項十分僵硬。也許這並不是單純的血管破裂而已。我開始懷疑，安迪得到的是蜘網膜下腔出血（Subarachnoid hemorrhage），簡稱ＳＡＨ。

蜘網膜下腔出血是由於腦動脈瘤破裂而來。這種囊狀動脈瘤每每出現在腦幹部位的大動脈上。大動脈經過血液數十年不斷的沖擊之後，是很可能出現脆弱之處的。管壁上這些脆弱之處逐漸變薄，終於成為一個個泡泡的模樣，就跟舊車輪內胎經長久使用之後出現的小氣泡同一道理。

跟郊區醫院的納查里昂醫生一樣，起先我也認定安迪的問題是高血壓引致血管破裂，這跟蜘網膜下腔出血不太一樣。高血壓血管破裂並不是由於腦動脈瘤所形成，而純粹是由於血壓太高，某些微絲血管就這麼「爆」掉。高血壓出血大都發生在腦袋深處，而雖然病人往往因此而變成半身不遂，但通常都沒有性命之虞。蜘網膜下腔出血呢，卻剛好相反，經常都是致命的一擊。

事實上，病人在蜘網膜下腔出血情況中所流的血可能並不多，也沒有直接損害到腦的各部分，但這已經是一件棘手之至的事情了。也許某個人腦袋裡悄無聲息地帶著動脈瘤許多年而不自知，直到某些壓力，例如在性交時，或者是彎腰搬起一件重物，甚至只是大力打了個噴嚏，一陣血壓突然湧到脆弱的腦動脈那裡，將動脈瘤弄破，血液便流到腦和顱骨之間的地方，這個部位稱為蛛網膜下腔，因為就在蛛網膜之下。蛛網膜是覆蓋在腦的棉花狀細胞網路，由於看起來像蜘蛛網，因而得名。

發生蛛網膜下腔出血的病人會突然感到「好像被雷打到般」的頭痛，也好像被子彈打到，並且會嘔吐。而身體的自然反應，是快速命令通向腦動脈瘤的血管進入痙攣狀態，暫時停止供血。大動脈痙攣是人體應付失血的自然防衛機制——堪薩斯州有個小孩在農田裡工作時，整條手臂被打穀機切下來，也是靠著身體裡的這種保護機制，而能夠在情急之下撿起斷手，跑去找人求救，又不至於失血過多而死去。

不過，手臂可以幾小時沒血流還有生機，腦部卻最多只可以缺氧三分鐘而不壞死。腦動脈瘤爆裂數分鐘之後，餓壞了的腦組織便發出化學訊號，被封閉起來的動脈被迫重新開放。在這期間，要是腦動脈瘤爆破的地方還沒被凝血補強好，便會再度流血，這次是致命的。另一方面，如果這些動脈全部一直封閉不再打開，不錯，血便止住不流，但腦袋便一大片一大片地壞死，結果變成「中風」，病人要不就癱瘓，要不就陷入昏迷。

在蛛網膜下腔出血之後的最初幾分鐘，病人的生死只在一線之間，好像蹣跚地在懸崖邊遊蕩般。任務是維持腦袋生機的動脈，仍然企圖給腦袋供應足夠的血液，但一方面要避免中風狀態的出現，同時又不能再沖開腦動脈瘤的傷裂處。就在這個出了毛病的腦袋之下兩到三立方公分裡面，演化了數十億年的生化程序在數百萬分之一秒內養兵千日，用在一朝。像血液凝固之類的生化反應，早在恐龍橫行地球的年代便存在；然而，得到蛛網膜下腔出血的病人當中，差不多有一半的病人到最後都無法救回自己，死神在數天之後——甚至只是數小時之後——便如影隨形般降臨。

＊＊＊

我通知外科加護病房安迪已經送到，同時我們快速地將他放在一張推床上。在急診室內，我們已經無法替他做什麼了，為今之計，愈快將他送進病房內，讓他躺在比較舒適的病床上愈好。到加護病房的途中，我們會先繞道到電腦斷層掃描室。注射過數毫克嗎啡之後，安迪已經稍微安靜下來，血壓略降。離開急診室之前，我請櫃台的工作人員打電話去社會服務團體問問，找個會手語的翻譯人員。

斷層掃描的X光片證實了我的懷疑：安迪的腦子表面鋪著一層白白的顯影，就在小腦和枕葉的周圍，正是蛛網膜下腔出血。出血的部位顯示，後腦的其中一條大動脈上長了動脈瘤，這種後顱窩腦動脈瘤是特別危險和難處理的。

拍完了斷層掃描之後，安迪被推到加護病房，所有監控用的管子都插上了。我們給他打了鎮定劑、控制血壓的藥物、防止中風的藥物，以及一些類固醇，目的是減低腦部的腫脹和發炎。這時候他父母親還沒趕到，醫院也還沒聯絡上會手語的人。種種情況都讓我覺得自己像個在處理一隻大型動物的獸醫。我們替安迪做氣管內插管、拍X光片、注射各式各樣的藥物，但從頭到尾都無法和他溝通半句。

在道德和法律上，我們是有權這樣做，事實上也有責任這樣做，但一切仍使我感覺很不安。安迪一直都醒著，但他拒絕看任何我們寫給他的字條。我只能想像，這個又聾又啞的可憐人完全身不由主的恐懼。

另外，我通知了蓋瑞以及值班的神經外科主治醫師菲利皮安諾，報告了安迪的到來以及情況。兩位醫生都同意，今晚先讓安迪好好休息一下，明早趕緊替他做血管攝影。一旦確定動脈瘤的位置，我們才能考慮下一步的手術計畫。

身為腦外科醫師，對於因為腦動脈瘤破裂而造成的腦部傷害，可說是無能為力，沒法做多少補救。可是，我們可以做到的，是利用血管夾將動脈瘤「夾」起來，從而減低再出血的機率。首先，我們在病人顱骨上開個窗口，然後將顯微手術儀器伸到腦袋下面窺看盤根錯節的血管網絡，找到動脈瘤之後，我們將它從旁邊的凝血塊剝開，再用一個小小的彈簧夾子夾在動脈瘤的「脖子」上，也就是囊狀、像氣泡般的動脈瘤剛從血管上長出來的地方。一旦它的脖子被夾緊，動脈瘤就再也無法張牙舞爪了。

這是醫學上人類插手干涉大自然運作的各種手法中，最最冒險的其中之一：無論是將腦子從頭顱底部往上托起來或者是精細的顯微手術去剝離動脈瘤，都有可能造成大量出血，引發立即的死亡。此外，動脈瘤夾子也有可能因為醫師一時失手，滑到旁邊去，結果夾住了動脈而不是動脈瘤，形成中風及大癱瘓。而單單要將因為出血而腫脹起來的腦子從硬邦邦的顱底上提起來，就已經是十分困難的事情了，如果太用力，腦部就會受傷。

許多腦動脈瘤病人很顯然都是拜手術成功之賜而撿回一命的，可是動手術的時機往往惹起爭議。這類病人在醫院裡多躺的每一分鐘，都是跟死神偷來的。因此之故，有些專家堅持，夾住腦動脈瘤的手術必須立刻實施，片刻不能拖延。

另外一些專家則同樣強烈地表示，在發現出血之後的頭幾天動手術所帶來的風險，超過了等待的風險。他們指出，蛛網膜下腔出血發生的早期，腦部腫脹得太厲害了，不大容易將它往上挪動，更不消說腦動脈瘤的脆弱和難以處理。更糟的是，腦部血管一旦暴露在空氣中，很容易會再度發生痙攣（你再也不是從前的你……）。此外，做早期動脈瘤手術往往等於說要在凌晨三點動刀，在這種時刻無論外科醫師或手術室其他人員，精神狀態都不會太好。

最後出現一種折衷辦法：只有當病人出血並不頂嚴重，而且一陣頭痛過後看起來還不錯，病人自己也覺得還好的情況下，才在早期動手術夾動脈瘤。很顯然安迪並不屬於這一類。

＊　＊　＊

那天深夜安迪的父母親終於趕到。他們看起來都已八十多歲，但雖然滿面風霜，身體狀況倒還不錯。兩人身上的衣服全都皺巴巴的，可以想像開了很久的車，再在一個陌生的城市裡找了很久才找到我們醫院的苦況。就像許多大型醫學中心一樣，我們醫院藏匿在大學城的中央，左鄰右舍又都是十分嘈雜的人家，所有的設計好像就是為了要將久居鄉下的老夫婦搞糊塗似的。

我費盡心思跟他們說明安迪究竟出了什麼事。蛛網膜下腔出血所製造出來的處境，是地雷處處，一步一驚心的，病人有可能再出血、血管痙攣、中風或腦積水，我們要替他做血管攝影，動大手術，任何時刻什麼事都有可能突然爆發，而引致癱瘓，從此住在安養院中，甚或死亡。

那天晚上，我只提到重點部分，在安迪母親快受不了這些黯淡描述時便停住不說下去。後來，他們簽了同意書讓我們替安迪做血管攝影。之後，我帶他們去看看兒子。

由於藥效的關係，安迪神志不很清醒，而且他的手也被布帶綁著，另一端連到病床上，活動的範圍並不大。可是一看到他的父母，安迪立刻快速地打手語，他父母親也以手語回應。我站在病房外面看他們這樣一來一往地交談了幾分鐘。

接著我走到病床邊，請他們向安迪介紹我是誰，他們介紹了，手勢快如疾風。

「請告訴他，他會好起來的，」我加上一句。又是一陣快速的手勢。靠著老夫婦的即時傳譯，我向安迪說明了做血管攝影的每個步驟。

過了十五分鐘，護士進來請他們出去。離開之前，安迪的父親緊緊握著他的手，母親也親了安迪一下。看得出來，父母親的愛心一直都是安迪的精神支柱，幫助他度過生命中不斷出現的各種心靈創傷。

＊　＊　＊

「我的媽咪呀！」蓋瑞邊看著血管攝影片，邊用他那特有方式來表達他的驚訝。那天早上替安迪拍完血管攝影，我們手裡拿著咖啡，等在X光片沖洗機前面。安迪還躺在拍X光片的平台上，尚未醒過來。

「他只有一條椎動脈！」蓋瑞再大喊了一聲。我們的身體，乃是經由四條大動脈將養分送到腦部的：兩條流經頸部的前方，稱作頸動脈（也就是電視劇裡每當偵探要看看某個人是否已經死去時，伸手碰觸試探脈搏的部位）；另外兩條沿著頸椎直上，在脖子的後面，名稱就叫椎動脈。安迪只有左邊的一條椎動脈，而從X光片子上看來，他根本就沒有任何頸動脈，這真是怪異之極的天生缺憾。

蓋瑞「呼」地噴出一口煙，喝了一口咖啡。「他不單只有一條椎動脈，而且在這條動脈上還有三個動脈瘤。」他用冒著煙的菸頭指向照片上的三個氣泡狀影像。安迪這條獨一無二的椎動脈通過頸部之後，分叉成幾條支動脈進入頭殼內，給整個腦部提供養分。三個囊狀動脈瘤，每個直徑半英寸左右，像葡萄般掛在分叉出來的動脈上。

蓋瑞看著我，微笑起來。「這讓我想起一個故事。一位婦產科醫生跑去告訴等著要當父親的人說：『約翰遜先生，我很遺憾，你太太剛剛產下了一個十磅重的大眼球。』約翰遜先生放聲大哭說：『天哪！醫師，還有更糟的事情嗎？還有比這更糟的事嗎？』醫生將手搭在這位父親肩膀上說：『眼球是瞎的。』」蓋瑞又吸了一口菸。「安迪，你整個大頭裡只有一條動脈。還有比這更糟糕的事情嗎？有，上面有三個動脈瘤！」

跟蓋瑞一起工作愈久，我就愈覺得他跟我是天生一對。我們都有著斯拉夫血統，同樣來自匹茲堡的藍領階層。這種背景使我們變得比較粗魯、直話直說，比一般神經外科醫師更容易禍從口出。

蓋瑞又特別會因言賈禍。有一次他在醫師更衣室裡不停咒罵一位主治醫師，絲毫沒想到他的咒罵對象就在五呎以外，坐在其中一個馬桶上。在這次事件以後，蓋瑞都會警告所有住院醫師，開罵之前要先檢查廁所有沒有人。跟蓋瑞一起值晚班時，有時我們還會討論類似「當一個人被咒罵時他排出來的糞便的粗細會受到什麼樣的影響」的高深話題。

還在實習時，我經常好奇地想，為什麼院方沒有因為這些事件而將蓋瑞轟走。當我待久了，我就明白原因是蓋瑞的醫術高超。蓋瑞是我們這裡培養過的外科醫師中最優秀的一個，真正的高手。就像有些人可以隨時坐在鋼琴前面就彈起來，蓋瑞掌握困難技術之快速，似乎手術室裡只需要他總醫師老兄便一切搞定，再不需旁人協助。因此，主治醫師可以兩間開刀房同時左右開弓，多賺一倍的錢。領住院醫師的微薄薪水卻有能力替醫院賺到主治醫師的營業額，就是蓋瑞不因大嘴巴而被罰的護身符。

「蓋瑞，你會怎樣處理這傢伙？」我問。

「我？如果是我的話，我會給他更多分量的降血壓藥，讓他再躺六個禮拜，然後叫他回家。你根本不曉得哪個動脈瘤爆了，因此要夾的話三個都要夾。但如果你選錯了，夾到一半原先出血的動脈瘤再破開來，那就跟他說掰掰了。你也不能在他的椎動脈上夾上臨時夾子，因為他整個腦袋都只靠這麼一條動脈，那樣做太冒險了。這跟雜技團裡玩高空鞦韆不用安全網差不多。記著我們的規則：你永遠都有辦法把病人弄得更慘。」

如果在手術中動脈瘤再度出血，一般來說可以將灌流的大動脈用臨時夾暫時夾緊，免得大量血液流出，醫師被迫在血泊中處理動脈瘤。大部分人都有四條動脈，將其中一條暫時夾起來幾分鐘並不會構成什麼大傷害，可是安迪只有一條血管，將這條獨一無二的動脈夾起來，安迪便再沒有其他方法給腦袋提供血液了。就算只夾幾秒鐘，都可能會致命！

「那麼我們不動他囉？」我問。

「我是說如果是我的話，我不會，但現在不是我，而是看菲利皮安諾，記得嗎？他很勇猛。我打賭他會動這些動脈瘤，而且很快就會。」蓋瑞打開排得滿滿的手術室時間表。「譬如說，明天。」

照例，蓋瑞又猜對了。當天下午，菲利皮安諾醫生進來，跟安迪和他父母一起討論。按照他的說法，動手術好像是最合理的選擇。

事實上，用血管夾夾腦動脈瘤只不過是一種「統計數字的手術」。確實有可能某個動脈瘤流過一次血之後，從此不再出問題，連手術也不用動。統計數字只顯示了，蛛網膜下腔出血的病人在動過手術後存活率確實比較高，但手術並不保證結果一定比較好。

如果腳趾頭腫起來一大塊肌腱囊腫，動手術切掉腫塊絕對有助於減輕病人的痛苦，這時候醫師不需要考慮不動手術的「風險」。另一方面，以統計數字為基礎決定要不要動的手術並不會減輕任何病情，而只不過著眼於減低這個病在未來所構成的危險。舉個例子，一位婦女的乳房X光片也許出現異常狀況，但她一點也沒有不適感。然而統計數字顯示，如果動手術將癌腫塊拿掉，她活得久一點的機率會高很多——儘管癌腫塊真的沒影響到她的日常生活。

困難在於，根據統計數字而決定進行的手術，並不能幫助我們預測任何一個病人未來會怎樣。假如病人是個四十二歲的健康婦女，動手術切除癌腫塊似乎是十分自然的選擇，但如果病人已經八十一歲，身上還有糖尿病、腎衰竭、末期心臟病呢？在乳癌擴散開來之前，別的疾病可能早就奪去她的生命了，又或者手術本身就讓她撐不下去。訣竅在於考量手術的風險以及什麼都不做的風險，兩者間要取得平衡，而且要就個別病人來考量。在安迪的情況，蓋瑞相信手術的風險可能比什麼都不做還來得高。

疾病未經醫師干預而自然發展的過程，稱為這種疾病的「自然史」。諷刺的是，絕大部分的疾病打從被發現開始，醫學界便插手其間，研究這些疾病，因此我們完全不了解這些疾病的自然史，除了偶爾出現一些太老或太頑固不肯就醫的病人，才誤打誤撞地提供我們絕無僅有的數據。

由於數據稀少，醫師只能就個案判斷。要是這位外科醫師是個勇猛類型的，那麼病人很可能被帶引到動手術一途。一個得了腳趾囊腫的病人，很清楚自己腳趾有多痛，以及願意負擔多少風險來換取不痛。憑統計數字做決定的病人不一樣，他們完全依賴醫師的判斷，只有醫師才能提供動手術或不動手術的理由。當然，到了最後，決定權還是在病人和病人的家屬手裡。

菲利皮安諾醫師鼓其如簧之舌，繪聲繪影地說安迪頭顱內藏了幾個「炸彈」，隨時會爆炸將安迪殺死。

等他發表完畢，兩位被嚇得驚惶萬狀的老人家互相對望。過了一會兒，安迪的父親說了一句全世界任何被醫學科技弄糊塗的人都會說的話：

「你覺得什麼對安迪最好就進行吧。」

這是外科醫師最愛聽的，簡直是仙樂。

* * *

第二天早上，我當蓋瑞的助手，由他主持打開安迪的腦殼，大舉進攻裡面的三個「炸彈」。蓋瑞讓我鑽了一些洞，再用一個巨大的咬骨鉗將洞口弄寬，成為夠大的「窗口」。這種情形有點像馬克吐溫所寫的《湯姆歷險記》裡，湯姆有辦法令他的朋友相信漆欄柵是一件讓人羨慕的工作，我們的總醫師也有辦法令較資淺的住院醫師相信，這種讓手掌長繭的苦工就是動手術。

窗口弄好、後腦（即小腦）也看到之後，蓋瑞將一副巨型的顯微鏡推進來。這副儀器看來很像一部小型起重機，兩副雙目鏡附在長長的支架上，支架的另一頭掛了些重量以做平衡。整個儀器都用消過毒的透明膠布覆蓋起來，以免醫師轉動顯微鏡上的控制鈕時污染到儀器。

手術用顯微鏡是在一九六〇年代開始被應用在神經外科手術上。最新一代的顯微鏡更利用了光纖、鹵素光源、精確無比的平衡系統，以及立體視覺（儀器能像人眼般呈現立體式影像）等技巧，讓神經外科醫師能身歷其境地看到頭內深處。就腦動脈瘤而言，顯微鏡是不可或缺的工具。

「跟菲利皮安諾醫師報告一下，硬腦膜已打開，我們正要將顯微鏡伸進去，」蓋瑞指示流動護士。菲利皮安諾知道這情況之後可以選擇在手術的某個階段進入手術室。我預期菲利皮安諾很快就會趕過來，蓋瑞不會獨自面對這項手術的。

蓋瑞繼續下一步驟。連結在手術台基座上的，是一副蛇狀的金屬手臂，手臂前端是一把薄薄的鍍金剝離金屬片。利用這把金屬片，他將安迪的小腦往上托起。然後，轉動顯微鏡上的控制鈕，把金屬片繼續探到小腦之下更深的部分。我透過助手用的一副雙目鏡觀看這一切，護士則盯著牆上的螢光幕，同步觀察蓋瑞的進展。燭光的影像，來自顯微鏡內建的一個電影攝影機；在這些放大的影像中，腦袋上的皺褶、微細血管都變得好像行星上的山川深谷一般，透過光纖而來的光扮演了太陽的角色，一切都有點超現實的感覺。

安迪第一次蛛網膜下腔出血所流出來的血，將小腦的表面染成髒髒的咖啡色。蓋瑞移動剝離金屬片到顱骨的底部，找尋椎動脈的主脈。他既熟練又靈巧地利用精巧的刀鋒及剪刀，將已開始在腦子和腦殼之間長出來的疤痕組織輕輕剪開。

「法蘭克，記不記得我們進這一行之前的面試？他們會看你在醫學院的成績，你寫的研究報告，還有你是不是榮譽畢業生那些狗屎東西？呃——那些全都不值半毛錢。我的意思是，你怎麼曉得拿什麼成績的學生才有能力做這些工作？也許有個傢伙手指長得像十根香腸，但由於他在神經解剖學班上拿高分就認為他能成為顯微外科醫生了嗎？這簡直是狗屁不通，毫無道理。」

顯微手術確實是十分困難的手術。醫師無法直接看到傷口，而只能透過顯微鏡來觀看，這很像靠遙控裝置來動手術。而且，經過倍數放大之後，醫師的手哪怕只輕微的動一下，在螢光幕上看起來都好像地動天搖似的。我又想起那些海藻膠體小圓滴。

「所以，」蓋瑞繼續說，「如果我是主事者，你猜我面談這些人時第一件會做的事是什麼？我會拿出那個『手術遊戲』來要他們玩給我看——你知道，那個用紙版做成病人的樣子，上面有很多小洞，你要用通了電的小鑷子從洞裡將小塑膠片夾出來的遊戲？如果鑷子碰到病人，它的鼻子就會亮起來，發出很響的『叭——叭』聲，把玩遊戲的人嚇個半死。沒錯。我會對面試的人說：『來吧，小朋友，找出尺骨的位置。不，我不要你找胃或找膝蓋，那太容易了。我要的是尺骨。』如果在夾出尺骨之前就『叭——』那麼我會告訴他：『你醫學院的成績棒極了，現在給我滾吧。』如果他能將尺骨給我鑷出來，我就知道他有雙適合這工作的手。」

「這公平嗎？」我跟他辯起來。「我意思是說，那可憐傢伙一生的前途全看這個小測驗而定？難道你不覺得鎮定也很重要？」

「當然重要，」他反駁。「事實上，我正是要令他們緊張。我想把他們嚇得屁滾尿流。任何人在放輕鬆時手都會很穩定。在極大壓力下雙手還能夠穩如磐石的，才能當個傑出的外科醫生。」瑪姬，那位積極前瞻樂觀向上的心臟科總醫師，也告訴過我同樣的話，說應付壓力是這工作的一部分。大概當總醫師的想法都同一個樣子。

蓋瑞調整了一下剝離金屬片，慢慢將小腦再往頭頂方向挪過去。粗粗的、在跳動著的椎動脈顯露出來了，而且也看到第一個藍藍的、怒氣沖天的囊狀腦動脈瘤。放大了這麼多倍之後，椎動脈看起來好像一棵紅木杉，而不像一條血管。

「這會讓你有多緊張？」他轉過頭來跟我眨了眨眼睛。

我看到菲利皮安諾醫生走進刷手區，正在戴口罩。他個子小小的，骨瘦如柴，架著金邊眼鏡；年紀只有四十多歲，但已在這一行享有盛名，他的專長正是處理複雜的腦動脈瘤。而跟其他許多專門處理這類「爆炸性」病例的醫師一樣，他另一件很有名的事，是對於他的手術造成病人死亡或後遺症完全無動於衷，絲毫不會記掛在心上。

就像蓋瑞酸溜溜地形容的，菲利皮安諾是個「冷血變態外科怪醫」。他有辦法在早上把病人弄成四肢麻痺之後，下午跑去打高爾夫，晚上跟朋友聊天，談他的第七洞打歪的那一球。

當時這聽起來很差勁，但我很快就發現菲利皮安諾在這方面跟其他經驗豐富的神經外科醫師沒什麼兩樣。如果每次失敗都悲傷難過，他鐵定會瘋掉，因為日復一日他都在面對毫無希望的病人。在一次特別令人驚心動魄的手術之後我問菲利皮安諾，這類手術會不會影響到他。他引用一句古老的俄羅斯諺語來回答我：「那些會在葬禮上哭泣的人不該從事殯儀行業。」

菲利皮安諾推開手術室的門，開始弄乾剛刷洗乾淨的雙手。「進行得如何了，老總？」

「我已讓第一個動脈瘤暴露出來了，」蓋瑞輕聲說，眼睛沒移開，仍在盯著顯微鏡。

護士匆忙地替菲利皮安諾穿上袍子，戴上手套。然後他走過來，二話不說就把我從座位上趕下來，示意我到角落的小凳子上坐。我就坐在那裡從牆上的螢幕看完整個手術。

手術室裡一片寂靜。蓋瑞和菲利皮安諾不厭其煩地將動脈瘤跟旁邊的顱骨和腦子分隔開，囊狀的動脈瘤被撥來撥去，目的是要找到它連結到椎動脈上的頸部。聽著抽吸唧筒的低沈「嗡嗡」聲，顯微鏡馬達的輕柔「嚦嚦」聲，以及雙極電燒器又開又關的「轟轟」聲，我慢慢進入催眠狀態。

兩位醫師低聲喃喃對話，聲音悶在口罩裡：「……不，在這裡切……這裡能不能用臨時夾夾一下？……不要讓它繼續流，拜託……用另一個分割器，該死的……弄乾淨這東西……」我陷入半睡半醒的虛無世界之中，背靠著冷硬的磁磚牆面，幻想著當天晚上離開醫院一、兩個小時。也許我可以跑到黑安格斯酒吧那裡吃個漢堡。雖然並沒有真正參與這項手術，我還是盡了我資淺住院醫師的本分：穿上手術袍子、全身上下消過毒、而且一點技巧都不會，也不敢離開手術室，害怕別人以為我對模模糊糊螢光幕上發生的一切不感興趣。

突然之間，一陣狂亂的動作使我回過神來。菲利皮安諾大聲喊叫，要拿更大的抽吸唧筒，麻醉護士按下身上的警鈴請麻醉醫師趕過來。我望向螢幕，傷口轉為殷紅一片，椎動脈不知去向，小腦全浸在一波一波的血液裡。蓋瑞一時失手，其中一把切割刀切到動脈瘤的囊泡裡了。

蓋瑞將抽吸唧筒拚命往傷口伸進去。「天，噢天……」他呻吟著。那小小的微型抽吸器有點無濟於事，鮮紅的血從安迪頭上的顱骨窗口湧出，像細小河流般在塑膠布上四處流竄。

「需不需要我們將他血壓降低？」麻醉科護士說。有些時候用藥物將血壓降低有助於止血。

「不！」菲利皮安諾面容嚴峻地回答。「我們要暫時將他血管夾住，他要的是高一點的血壓。不要囉嗦，掛些血漿吧，現在就掛。」

他坐在原本是助手才該坐的位子上，將抽吸器的玻璃嘴尖塞到傷口裡，玻璃管立刻裝滿了安迪的血。在螢光幕上，椎動脈重新出現了，蓋瑞則依然僵住在主刀的座位上，手裡還握著無用的微型抽吸器。

「給我一根十五公釐臨時直夾子，快。」菲利皮安諾伸出右手，眼睛一刻也沒離開過雙目鏡。護士將一把長長的鑷子放到他手裡，鑷子尖端放了一個開了口的血管夾子，小心翼翼地引導他的手進入顯微鏡的視線範圍內。他靈巧地將夾子套住血管，將夾子收緊。就像開始時的戲劇化，血也戲劇化地止住不流了。接著他打手勢叫蓋瑞空出主刀醫師的位置。

「替我報時間，一分鐘報一次，」菲利皮安諾告訴剛踏進手術室的麻醉醫師，「準備巴比妥酸鹽。」現在安迪的體內再也沒有血液流向他的腦袋了，簡直是命在旦夕。菲利皮安諾只有幾分鐘的時間來修補蓋瑞不小心戳出來的洞，否則安迪就會死去。巴比妥酸鹽是一種鎮定劑，可以給予安迪腦部些微保護，也許可以多爭取幾分鐘。

現在，腦動脈瘤已整個塌下去了。菲利皮安諾快手快腳地將堆積在周圍的厚厚凝血塊吸走。

「一分鐘。」

局面已轉為困獸之鬥。菲利皮安諾又拔又扯，企圖將動脈瘤周圍殘留的黏連剝離。他在數秒內做的動作，在一般情況下可能要花上三十分鐘，而且會萬分慎重地完成。這樣激烈的拉扯，事實上冒著極大風險，一不小心會將動脈瘤的頸部扯斷，在血管上留下一個大洞，縫也縫不好。終於，他找到了動脈瘤的脖子了，這下他可以將缺口夾緊不會損害到椎動脈。

「兩分鐘。」

「十五公釐彎型亞沙吉爾夾。」

護士再次將長鑷子遞給他。他瞄了一眼，將鑷子丟回去給她。「那是個臨時夾！」他尖聲叫起來，「不要害死這個人，快給我夾子！」臨時夾都只是用在血管上而不是動脈瘤上，先天設計上就不能夾得很緊，因此並不可能永久性地將動脈瘤的脖子夾緊。護士在匆忙慌亂之際放錯了夾子，白白浪費掉寶貴時間。

「三分鐘。」

護士小姐在一大盤動脈瘤夾子中瘋狂地亂翻，將夾子放在鑷子上時手不住地發抖。

「夾子，夾子，夾子！」他大叫。

最後，菲利皮安諾將鑷子搶過來，親自動手將夾子放上去，然後將夾子打開含住動脈瘤，再將動脈瘤旁的鮮血用抽吸器吸乾淨。慢慢地，他收緊夾子，將腦動脈瘤制服住。

「四分鐘。他的心跳變慢。」安迪的心愈跳愈慢；他的腦部已在缺氧邊緣。

「給我除夾器。」菲利皮安諾將臨時夾子拿掉，椎動脈再次恢復暢通，血液湧向腦部。夾在腦動脈瘤上的夾子還在，出血停止了。

菲利皮安諾決定放棄搜尋另外兩個瘤了。

他不覺得安迪能經得起我們把他的椎動脈再次暫時封閉，而且他也覺得，剛剛才夾好的腦動脈瘤，就是引致蛛網膜下腔出血的那個。他在夾子周圍墊了些軟膠止血棉，從座位上走下來，拔掉手套。「縫起來。」

蓋瑞一動也不動地坐了好幾分鐘，臉孔是慘白的。菲利皮安諾走出手術室之後，我從藏身的角落走出來，走到悶悶不樂的總醫師背後。

「嘿，蓋瑞，」我在他背後說。

「什麼？」

「叭——」

他冷冷地瞪著我。「去你的。」

＊　＊　＊

我們替安迪縫好傷口，將他送回病房休息。後來，雖然麻醉藥效早應褪去，但安迪仍然昏睡未醒。那是因為在手術期間我們給他注射了大量的巴比妥酸鹽。

蓋瑞坐在護士站裡，替安迪開手術後的藥方。「如果這傢伙能醒過來，」他低聲跟我說，另一隻手拿著手術帽擦掉鼻子上的汗，「我願意在大白天跑到中央大道當眾拉一坨大便給你看！他的腦袋怎麼經得起整整五分鐘沒血？當椎動脈被暫時夾住時，你看到有多少血回流到腦子嗎？零。」

我完全同意。通常，停止供血五分鐘整個神經系統都要完蛋了。可是，確實的效應還很難說。安迪大概會出現一些損害，像某種程度的中風，但在哪個部位？會有多嚴重？蓋瑞賭的是，安迪受的傷害大到永遠醒不過來。

菲利皮安諾告訴安迪的家人，他們的兒子很有可能會康復。他相信手術中發生的一切並不足以構成無可挽回的傷害。菲利皮安諾永遠都是樂觀的。

我們能做的只是等待巴比妥酸鹽的藥效消散，那要等上兩、三天。

星期四早上，我和蓋瑞在神經外科加護病房外會合，準備每天一次的早上五點半巡病房。我陪著他走到安迪的房間。

「我想給你看件新鮮事。」一踏進病房內，看到安迪躺在病床上一動不動，大肚皮挺得高高的，眼睛闔上。他嘴巴裡仍然插著喉管，星期一動完了手術後就沒動過一下。

「這又怎麼樣？」蓋瑞臉上一點表情都沒有，淨在翻動手裡的病人資料卡。

我伸出手，用力揉搓安迪的胸膛，安迪睜開眼睛並且握著我的手。我們的總醫師嚇了一大跳。「耶穌基督！可憐的傢伙真的醒過來了！」

「沒錯，」我說，笑得嘴巴都闔不上，從袍子口袋中掏出一大捲衛生紙遞給他。「中央大道就在樓下，但你要再等兩個小時才能下去，因為現在還沒到大白天。」

＊ ＊ ＊

除了左臉肌肉有點下垂之外，安迪似乎沒什麼癱瘓的跡象。當天下午，當他爸媽來看他時，安迪甚至試著做手勢跟他們談話。晚上巡病房時，菲利皮安諾宣布手術大大成功，跟安迪的爸爸媽媽熱烈擁抱，給所有在場的住院醫師即興上了一課，大談「有些時候完全沒有血比一點點血在流動要好」。他說，只有一點點血液在循環，輸到腦部的微量氧氣會形成具有破壞力的「自由基」。如果乾脆讓血液循環停止，便不會出現自由基。

不過，接下來的日子裡，菲利皮安諾漂亮的自由基理論，被一個掃興的事實破壞殆盡：我們無法將輔助安迪的呼吸機器拔掉。很顯然事情有些不對勁，這次手術還不是百分百的「大大成功」。每一天安迪精神都恢復一點點，神志愈來愈清明，寫字條給我們請求將呼吸管拔掉好讓他能進食。但每次我們減慢打氣的速度時，他就開始無法呼吸，漸漸陷入昏迷，我們被迫再將機器打開。有時候，要是我們捏他，他會自行呼吸一小段時間，但我們一停下來，他也會停止呼吸。

數天後，我們不得不在安迪脖子上鑽一個洞，替他動「氣管造口」手術，以免經口氣管內長期插著導管引起併發症。我們又嘗試了好些藥物，希望能幫他脫離機器，自行呼吸，連安非他命都試過了，但沒一樣成功。如果受到刺激（比方捏他）他會繼續呼吸，但一旦他注意力不集中，或者開始打瞌睡，呼吸便停下來。從早到晚呼吸機器不能離身，安迪根本無法走出加護病房以外半步。

菲利皮安諾找大學裡的一位神經外科專家李奧醫生討論。李奧的診斷是：「安妲的詛咒。」

在醫院餐廳碰到李奧，我們便趁機追問他，請他談談這件罕見病例。

「安妲的詛咒，」李奧醫生解釋，眼睛透過老花眼鏡的上半看著我們，「是由於延髓發生中風而形成，那個位置是驅動呼吸系統的總司令部，你們都知道，我們可以有意識地呼吸」，他深深吸了一口氣以資示範。「或者是想都不用想地繼續呼吸。但如果我們負責驅動呼吸系統的控制中心受到損傷，身體便無法自動地呼吸；我們必須用力思考每一次的呼氣與吸氣。只要停止不去想它，呼吸便停下來。就這麼簡單。」

「這安妲是誰？皇后廣場的神經學家嗎？」艾力克問，他說的皇后廣場是神經科學的發源地，在倫敦。

「不，」李奧醫生笑起來，「安妲是希臘神話中的一個仙女，她得罪了諸神，宙斯給她的懲罰，就是要好好地思考自己的呼吸。因此她永遠再不能睡覺，因為她知道，對她而言，睡覺便等於死亡。那真是個很嚴重的詛咒，對不對？」

「這病會好轉嗎？」我問他。

「不大可能，至少在神經科學文獻中從未看到過好轉的紀錄。沒有。我想你們的朋友安迪要考慮替他的呼吸器取個名字了。這部機器將會伴他終老。」

＊　＊　＊

李奧醫生的預測十分準確，簡直像個先知。很快，安迪動完手術後過了兩個月，然後到了第三個月，他還是與呼吸器綁在一起。有時候他可以短暫擺脫這束縛，也許三十分鐘，剛好夠讓我們將他推到外面院子裡，暫時逃離開加護病房喘口氣。手術後第一星期，還有些人來探病：教堂的神職人員或者是跟教堂有往來、跟安迪認識很久的教友們。他們跟安迪沒什麼可談的，大都相對無言，但當安迪病還沒發作時，他們大概就沒什麼好跟安迪談的了。隨著日子一天天地過去，來看望他的就只剩下他的父母了。

加護病房可真不是人住的地方，這是個沒日沒夜的恐怖牢籠，房間內永遠開著燈，警鈴聲此起彼落，值晚班的人亂說笑話亂講故事，清潔工不停的出出入入。一般的私人事務，像洗澡或上廁所，都沒多少隱私可言。加護病房對正常生活所帶來的顛三倒四效應，是會令人發瘋的。安迪耳朵的失聰，在這樣瘋狂的環境中可說是焉知非福。聽不到反而為他帶來一點點的寧靜。

在那個年頭，我們醫院還沒有考慮到如何在加護病房外照顧需要呼吸協助的病患。往後，醫院成本的直線上升終於迫使醫院面對這些問題，終於發展出各種設備，讓病人能在一般病房、安老院甚至家裡靠著呼吸機器過活，不過那差不多是十年之後的事了。況且，安迪長期吸進去的菸以及患有的各種肺炎，就算帶著呼吸器，我們還是沒法將他轉送到普通病房裡。我們頂多只能讓他離開加護病房一、兩個星期，超過這期間他就可能碰到麻煩。

因此，加護病房成了安迪的家。在這裡他穿上日常便服，腳踏網球鞋，坐在舒服的椅子上看電視，呼吸器的接管永遠橫跨他的大肚皮。病床後面的牆上，掛著一個大大的十字架，旁邊貼著教區主教寄來祝他早日康復的卡片。

四個月過去了，我們已竭盡所能、用盡已知的科技來幫他。我們替他設計了一個可隨身攜帶、貝殼狀的呼吸器，掛在他的身上，這是古時候鐵肺的現代版。不過，安迪圓圓的身體與這機器有點八字不合，它始終運作得不很順暢。

慢慢地，安迪變得愈來愈消沈。他整天拿著念珠不停祈禱。十二月初的一天，我被叫到加護病房裡，因為安迪正在發飆。這時已是他手術後的第五個月。不知為了什麼，他變得十分暴力，歇斯底里地大哭起來，他將病床旁邊的小櫃子打翻，又拿念珠丟護士。

我寫了張字條給他，問他到底有什麼不對了。他不住地搖他的大頭顱，做了些手勢，然後示意我離開。我們給他打了一劑鎮定劑，在醫院禮品店找到他的父母。這些日子以來，安迪的父母早已成為加護病房的一份子了。他們跟安迪談了幾分鐘之後從病房走出來時，神情又震驚又惶恐。

「伍德太太，安迪怎麼了？他覺得哪裡痛嗎？」

她淚眼盈眶，指著放在牆角的一棵小聖誕樹。那天早上，護士才剛剛將聖誕樹放在那裡。

「他本來不知道聖誕節已快到了；他完全分不清日子。他想出院去布置教堂。我們告訴他說，他也曉得是不可能離開這裡的，他便說寧願死掉。」

「他最近的確十分消沈……」我想開解他們，但安迪父親打斷了我的話。

「我們明白，孩子。我們知道你們已經盡力了。但我想安迪是對的。」他停下來，重拾鎮靜。「我們也想讓他走。」

＊　＊　＊

安迪終於安靜下來，但依然抑鬱不樂，慍怒而不友善。聖誕節降臨又過去了。我們找來心理醫師，給安迪開了一些抗憂鬱藥，但沒什麼幫助。各住院醫師跑去學了些手語，但除了父母親之外，安迪什麼人也不理睬。

手術造成安迪的左臉肌肉癱瘓，也一直沒好過來，不過這沒對安迪帶來多大問題——直到進入一月末的時候。不知怎的，安迪的左眼突然紅腫起來。由於臉肌已不聽使喚，安迪早已無法完全闔上左眼。幾個月來他的眼角膜不停地出現磨損或擦傷，但從前都很快便好起來。這一次，他的角膜卻受到感染，儘管服了抗生素，還是出現疤痕組織。他的右眼原已看不見，現在角膜疤痕使他的左眼也開始視線不清。到了二月，安迪全瞎了。

他被迫走到絕路上了。他開始拔掉頸項上的氣管接口，將呼吸機器推到房間外。不久護士必須整天將他綁在床上，給他注射鎮定劑，以免他自殺。他的父母想跟他談時，在他手心寫字，但也許他無法明白父母所寫，又或者根本不想回話，所以一點反應也沒有。無論何時，只要我們鬆開他一隻手，想讓他寫句話給我們，他一定立刻伸手拔氣管接口，企圖砍斷還讓他活著的最後一度障礙。有一天在巡病房時，蓋瑞和我看到安迪面容扭曲、用力拉扯綁著他的皮布，呼吸器則一直將他不想要的空氣打進他的肺裡。

「我想是厄普（Wyatt Earp, 1848 ~ 1929，美國西部賭徒、警官兼神槍手）曾經說過的吧，『任何還未被埋起來的日子都是好日子。』」蓋瑞沈思地說，「但厄普沒跟安迪碰過面。」

* * *

二月底，安迪父母跟菲利皮安諾醫師討論，要求將安迪的呼吸器關掉。案子被送到醫院的倫理委員會，讓委員們大驚失色。安迪已經沒能力表達意見，委員會怎麼能確定安迪真的不想活下去了？老夫婦請委員會的人親自看看安迪：一個被囚禁在病床上的人，又盲、又聾、又啞，呼吸著不想呼吸的空氣，肺部也因各種肺炎而亂七八糟。委員們看後不久，就同意了安迪父母的要求。

當天晚上十一點，蓋瑞和我在加護病房跟老伍德夫婦會面。伍德太太在安迪額頭上親了一下，然後在他手心寫字。安迪用力點著頭。管理呼吸系統的技術員將呼吸器的警戒鈴關掉。蓋瑞和我站在那裡面面相覷，不知道誰該當終止安迪生命的劊子手。但在我們還來不及反應之前，安迪父親示意請我們全部離開病房。然後他拉上所有的窗簾，將門關上。

我在門外等了一小時，但門還是關著。最後我跑去睡覺了。凌晨四點，加護病房把我找去，請我確認及宣布安迪．伍德死亡。當我趕過去時，老伍德夫婦一左一右地坐在安迪龐大的身軀旁，仍然握著他的手。起始、結束──起始時兩人都在現場，結束時也在現場。

伍德太太安詳地注視著她的獨生子，眼睛紅通通地。有句古老的咒語：「希望你比你所有的兒女都長命。」伍德太太現在就活在這惡夢當中。她抬起頭來看著我說：「安迪還只是個小孩時，其他人就說應該將他送進安養院。我們做不出那樣的事。現在，我們害怕他最後還是要進安養院，我們還是不忍心那樣做。他的一生算是很不錯的了。他真是個乖小孩……」

她聲音愈來愈小。而原來，多年前的染色體錯亂對她來說，根本不是個多了不起的錯誤。從她臉上表情看來，安迪一直是、也永遠也是她心中最完美無瑕的小男孩。

＊　＊　＊

第二天早上，蓋瑞和我一起巡病房時再也沒提到安迪。蓋瑞一定曉得，他當時的一時失手，簡直就像對安迪開了一槍一樣，但他從此都再沒提起這整個事件了。

現在，蓋瑞已經正式蛻化為一位冷血怪醫了。我很欣賞蓋瑞，但他對自己要命的小錯誤沒顯露過半點悔意或擔心。曾經，他很不屑地形容菲利皮安諾的鐵石心腸，現在他自己也達到同一境界了。他跟我一樣，父親都是鋼鐵工，我們也同樣從醫學院出來後便開始住院醫師生涯。再過四個月他就完成七年的訓練，羽翼齊全地飛離開。心腸轉硬是否是整個轉變過程的一部分？這是不是必須經歷的？我開始懷疑，自己是否也會追隨他們的腳步？我的熱忱也會逐漸消散嗎？

也許。但說不定病人並不希望腦外科醫師感情太豐富。也許我們寧願醫師像尼采，而不要他像電視劇《MASH》裡的軍醫。也許病人只要醫師能醫好他們的病——就算他冷漠無情也無妨。不幸的是，對安迪來說，蓋瑞沒有扮演好任何一種角色。

我想，我必須學會不再在葬禮上哭泣。

第八章

誰都可以做這行？

我愈來愈疲乏了，但我強忍著
不讓別人看到我的弱點。
如果神經外科真那麼容易的話，誰都可以做這行了。
連續好幾小時，我不斷地拔掉硬骨片，
而蓋瑞則將瘀血塊吸走。
凌晨五點，手術已進行六小時，
我們抵達血塊的頂端，在第四節頸椎處。
對我來說，登上喜馬拉雅峰頂的感覺也不外如是。

那一年的五月，我快要脫離資淺住院醫師的日子了。一個星期五的傍晚，大約八點多鐘，蓋瑞、艾力克和我巡完了病房，回到醫師休息室內換上便服。那天晚上，輪到實習醫師值班，蓋瑞則負責支援實習醫師，因此一點都不急著回家。在神經外科這種十分專業的醫療服務中，實習醫生能夠做決定的事情並不多，作為負責管理所有住院醫師的總醫師，每當實習醫師值班時，蓋瑞都不會離開醫院太遠。

「有沒有人想去羅馬吃點比薩？」他站在一排衣物櫃旁邊向另一端大喊。羅馬比薩店就在醫院同一條街上，我們的住院醫師經常前往光顧，光顧次數之頻密，讓羅馬還特別為我們設了一條電話專線。

「不，謝了，」艾力克回答說。之前他值了一整晚的大夜班，接著再工作了一整天，已經急著回去看太太和小孩了。這是艾力克的行事作風：工作認真投入，但一旦下班他就趕快離開醫院。平常我也不怎麼愛留在醫院裡打混，但這次我決定陪蓋瑞去，因為我不忍心我們的小老闆那麼孤獨地去吃晚餐——儘管這等於說我要吸兩小時的二手菸以及聽他兩小時的屁話。

「你請客的話，我就去，」我說。

「就這樣說定了，」蓋瑞說，「但你要遵從蓋瑞的吃比薩守則。」

「又一條守則！這次是啥呀？」

「先不能說，等一下你就知道。」

我們匆匆穿過醫院的大廳，不時瞻前顧後，注意著所有的角落和走廊遠處，唯恐一個不小心碰到醫院的其他大夫或者是病患的家人，一談就沒完沒了。事實上，總醫師永遠都下不了班，他只不過是硬生生暫時停止工作而已，只要你努力找，醫院裡永遠有做不完的事。但這個晚上，一切都很平靜，我們也平安地逃離醫院。

跟平常一樣，羅馬比薩店裡觸目所及是「各式各樣」的住院醫師，每個科都有代表來了，從他們的制服以及特有的風格便可以分辨出來。兩個骨科的住院醫師，今兒個晚上暫且擱下類固醇，而大啖一頓膽固醇。有個一般外科的住院醫師身上還穿著手術袍，鞋套上血漬斑斑，使勁地一邊用屁股撞餐廳裡的「星際大戰」彈珠台，一邊罵彈珠不聽話，讓他又輸掉了。

遠遠的角落裡，一群內科住院醫師擠在一張餐桌周圍，東歪西倒地在談論些什麼肝臟症候群，脖子上掛著聽診器，醫生袍口袋裡塞滿了典型住院醫師的隨身行頭：計算用藥分量的手冊、資料卡、《新英格蘭醫學期刊》某些文章的影印本、針筒等等。至於小兒科的住院醫師呢？聽診器都被他們塗上彩色，上面纏了一堆小玩具熊，臉上永遠出現那種洋溢著同情心的神情。

我們走過一桌坐滿內科住院醫師的桌子時，蓋瑞回過頭看了我一眼，手掌曲起，像一隻小狗那樣抓他的右耳朵。他在學小狗抓跳蚤的樣子。這是蓋瑞替這些醫師設的代號。在住院醫師的行話裡，內科住院醫師被比做跳蚤。這個說法的由來已不可考，各種五光十色的理論都有：他們太肥了、太吵了、他們是一群自大狂；會跳到垂死小狗身上的怪物。

內科醫師跟外科醫師之間永遠劍拔弩張，相互看不順眼。內科醫師眼中，外科醫師都是些沒腦筋的技術人員，而外科住院醫師則覺得做內科的都是些醫學暴君，老在亂猜病因，而病人則不舒服如故。這種兩敗俱傷的夙怨通常在住院醫師階段達到最高點，等各自獨當一面數年之後，才慢慢冰釋前嫌。外科醫師慢慢發現，他們要靠內科醫師的轉介才能收到病人——也因此才能付得起房子的貸款。內科醫師也逐漸覺得，當他的病人在吐血時，外科醫師的確很能夠幫得上忙。

蓋瑞和我點了一個大比薩，找個空位子坐下來。接著他便點了根菸。「看看那些該死的跳蚤，嘰哩咕嚕地在談一些他們一生才會碰到一次的疾病。他們就是有這個毛病：淨是喜歡一些奇奇怪怪的東西而不做些實實在在的事。這是我們跟他們最不一樣的地方了。你看，我們愛死了腰椎間盤突出的案子了，但他們卻恨死了高血壓病人。那些小兒科跳蚤——也許我們以後應該叫他們為蚊子？——最討厭的是健康寶寶，做夢都希望碰到患了囊腫性纖維化的可憐小孩。而當我們看到有人腿痛得要命時，我們總是祈禱他不要得了什麼癌，只希望他得的是椎間盤裂開之類我們可以幫他修補好的小病痛，然後從此就不用再見了。」

蓋瑞停頓了一下，將手中快燒完的菸熄掉，換了個話題，「這週末是哪個主治醫師值班？」

「佛列德，」我回答，心中已想好他會怎樣反應。

「噢，我的天，」蓋瑞扮了個恐怖的笑容。「希望這個週末不要發生什麼事。再過一個月我就功德圓滿可以離開這裡了。要是離開之前我不用再幫這傢伙做任何事，我就是全世界最快樂的人了。」

「他是你的崇拜者呢，老友，自從你那次『顱骨事件』之後。」

「顱骨事件」發生在蓋瑞剛當上總醫師之後不久。佛列德和蓋瑞替一個病人做開顱手術，摘除一個良性腦瘤。佛列德從頭到尾一手包辦，獨力將手術做完——這是對一名總醫師嚴厲的侮辱，一般稱之為「搶案子」。更不給面子的是，佛列德就那樣離開手術室，將最煩瑣的縫合傷口部分留給蓋瑞去做。蓋瑞真的火大了，於是他拿起那塊從病人顱骨上暫時鋸下來的頭骨，用電動刀在骨塊的內面刻上「佛列德最差勁」幾個字，然後將骨塊放回病人頭上，縫好傷口，心裡想這件事永遠不會有人知道，因為那塊骨頭永遠也不會再見天日。

很不幸地，一星期後那塊骨頭受到葡萄球菌的感染必須拿掉，過幾個月之後那塊軟的地方會用塑膠物填充。總而言之，蓋瑞強迫我代替他，協助佛列德進行拿掉頭骨塊的手術。令我終生難忘的是，當佛列德看到蓋瑞在骨塊上的塗鴉時，口中發出源源不絕但又沒人聽得懂的臭罵詛咒。佛列德覺得尷尬極了，根本不敢將剛拆下來的頭骨送去病理室做檢驗，結果我們花了一個小時磨掉蓋瑞的大作才讓它離開手術室。

「去他的。」蓋瑞照例不知反悔。「那只不過是小小的一般腦膜瘤手術，但他獨個兒做不讓人插手。我又怎麼知道那塊骨頭會受到感染？」

「你應該很慶幸他沒有往上報告，」我說，盡量做到不偏不倚。

「他們會因為寫幾個字便炒我魷魚？比薩怎麼還沒送來？法蘭克，你大學時主修物理的對不對？你學過量子物理吧？告訴你，我有兩個量子狀態：一個是肚子餓，另一個是飽得要吐了。這是我的宿命。我要不就吃到要吐，要不就餓肚子。」蓋瑞是那種身材高高瘦瘦、菸抽個不停，什麼都吃、毫不節制但體重不會增加的A型人格。他可以一次吞下很多食物，真的很多。

幾分鐘後服務生將比薩送來。

「好了，」我問，「什麼是蓋瑞的吃比薩守則？」

蓋瑞將整個比薩拉到面前，拿起其中半個，再將它對摺起來，好像啃三明治般吃起來。

「當我跟別人共吃一個比薩，」他說，嘴裡塞滿了食物，「我的分法不是五十／五十地分，而是誰吃得快便多吃一些。這就是蓋瑞守則。聰明的話你就快點動手吃。」

我跟他沒得比。八片比薩我只吃了兩片，蓋瑞早就將其餘六片吞掉。吃完之後，我們的總住院醫師斜靠在位子上，閉上眼睛，神情十分滿足愉快。

「要吐了嗎？」我問。他淺淺一笑，點點頭。我想打聽一下他未來的生涯規畫。「你決定好要選擇哪份工作了沒有？」

蓋瑞沈默了幾分鐘，好像睡著了似地，然後張開眼睛，趨前伸手拿起那包差不多已抽完的香菸。

「我已答應了紐約州的工作，你記不記得，那個老傢伙？說他兩年內會退休，之後將他那年營業額一百萬的診所轉給我的傢伙？」

「真的？」我很意外。「你五個月前就去面談過了。什麼時候決定要去那裡的？」

「五個月之前。面談當天就簽好合約了。」

「但這幾個月來你另外面談了十多次呀！為什麼你沒告訴這些人你已經找好工作了？」

蓋瑞笑起來，一口一口煙地噴。「天真的小朋友，」他壓低聲音，身體靠近我，「如果你資歷好，他們會送你機票跟你面談，每面談一次我都可以暫時離開這裡一、兩天，我為什麼要五個月前就告訴別人我已簽了合約而不去面談？看看這幾個月來我去過多少地方？聖地牙哥、舊金山、紐約——每個工作都很差勁，但每次我都玩得很愉快。有沒有注意到我沒去亞克朗市（美國俄亥俄州東北部一個橡膠工業中心）？曉不曉得，這才是我們身為總醫師的工作。每個人都以為我們在這裡教你們這些小鬼怎樣縫傷口，但其實這些在哪裡都學得到。我們要教你們真正重要的事情，像怎樣騙紐奧良的私人診所請你到大餐廳大吃一頓之類。」

我好像坐在大師父面前參禪的小徒弟般。

「你未來的五年將會艱苦萬狀，」蓋瑞繼續說，「但永遠記住：如果神經外科真那麼容易的話，誰都可以做這行了。看看那邊的跳蚤。你以為他們真的願意在未來四十年都在開差不多的藥方嗎？難道他們會半夜醒過來大叫『洗腎！我非要多洗一個病人不可！』嗎？也許少數人會，但其實他們大部分都想當外科醫師，只不過他們吃不了這個苦而已。如果現在從比薩中突然冒出個小精靈，說可以讓他們變成任何一種醫生，我想有誰會『噢，精靈，請將我變成胃腸科醫生，讓我能從早到晚檢查別人的肛門，辦公室裡一天到晚擠滿結腸有了痙攣毛病的病人，手裡拿著用拍立得相機拍下來的糞便照片等著要我看』，或者是『精靈精靈，只要一想到那些慢性肺病患者咳出來的東西，我就興奮得不得了，』不可能的！可以選擇的話，他們全都希望當心臟外科醫師或腦外科醫師或者器官移植之類的。」

蓋瑞身上的呼叫器響起來，是急診室在找他。他將菸蒂丟到杯子的可樂裡，站起來跑去打電話。餐廳裡吵極了，蓋瑞站在那裡彎著身子，手指塞著另一隻耳朵，以隔絕電動玩具傳來無休無止的吵鬧聲。聽了幾分鐘之後，他點點頭，將電話掛上。回到餐桌前，他丟了張十元鈔票在桌上，抓起外套，坐也沒坐便說：「回去吧。」

「回去哪裡？」我問，十分困惑。「我又不值班。」

「到底你想學怎樣當神經外科醫師，還是想回家看電視影集？也許未來你可以告訴病人你沒學過怎樣處理脊椎創傷，因為你那天晚上要趕回家看電視劇？」

「好啦，好啦，我跟你回去，但我要先打電話給凱絲，她跟我約好的。」我未來的妻子，已經愈來愈習慣這種最後一刻才取消約會的事情了。

「到了急診室再打電話給她吧。華爾達剛接了一個病人，那個人開著小卡車出了意外翻車子了。你知道華爾達，他想當的是整型外科醫師，這種病患會把他嚇得屁滾尿流。」華爾達是我們的實習醫師。他是個好醫師，但他絕對比較適合替人做隆乳手術，而不適合待在大城市裡處理創傷病患。

就在我們走向餐廳門口時，其中一個骨科住院醫師向我們喊話。「嘿，蓋瑞，又回醫院了？你們永遠都不下班的嗎？」

「老兄，我們今年的工作真是苦不堪言，」蓋瑞回他一句，「真不像骨科最難熬的三年。」

「是嗎？那三年怎麼樣？」

「像小學二年級。」我們跨步出門，走到黑暗的長街上，往急診室大門走去。

＊　＊　＊

急診室跟羅馬比薩店有點像：燈火通明，周圍都是住院醫師，電子器材發出的聲音此起彼落。經過護士站時，我們將外套丟在那裡，往創傷治療室衝去。華爾達早已等在那裡，身材瘦削，面龐英俊。當然，長得醜陋的整型醫師大概會跟肥胖的有氧舞蹈教師一樣成功。華爾達看到我們，很明顯的立刻鬆了一口氣。大部分實習醫師來這裡受訓時，擁有的神經外科知識比科裡的清潔工還要少。他們笨笨地像夢遊般逛來逛去，簡直就像某些演員的惡夢：站在舞台上卻一句台詞都不會。

「華爾達，我的朋友。」蓋瑞摟著疲態畢露的實習醫師。「有什麼好東西要給我們看？」

華爾達拿出資料夾，紙上東一塊西一塊的寫滿了字。「比利・瑞那度，三十三歲，醫療紀錄不詳，打完壘球開著他的小卡車回家，開到八號公路時……小卡車翻車了……呃，讓我看看……當時他——」

「等一下，」蓋瑞說，「我看來像哈——哈——佛畢業的嗎？單告訴我結果就好了。他還活著嗎？他清醒嗎？他能動的是哪部分？他真的已經三十三歲而還用『比利』這麼孩子氣的名字嗎？」

華爾達一拍不漏地接著蓋瑞的話。「他一直都沒有喪失意識。半小時前被送進這裡的時候說脖子痛和腿很沈重，但都還能動。現在卻全都動彈不得，手也開始覺得刺痛。他的外觀沒有任何創傷跡象，一般外科的醫師已幫他檢查完畢，回去了。比利身體看起來還真的很不錯。」

蓋瑞不等他再往下說了，一個箭步衝到創傷治療室裡。病人被綁在靠背板上，身上還穿著壘球運動裝。他一身古銅色的肌肉，頭上黑髮蓬亂，唇上留了八字鬍子。

「瑞那度先生，」蓋瑞開始介紹，「我是史坦錫克醫師，神經外科的住院總醫師，這是佛杜錫克醫師和史華茲醫師。」他指了指我和華爾達。「試試看能不能動一下你的腳趾頭。」

「我叫比利。沒辦法，動不了。十分鐘前還可以，但現在就是動不了。」

「臀部以下隨便動哪部分都好。」

比利大腿接近臀部處稍稍動了一下。

「試試能不能抬起腿來，」蓋瑞一邊指示比利，一邊鬆開將他固定在靠背板上的皮帶。

沒辦法。

「醫師，」比利說，「現在我的手掌也感覺怪怪的。天哪！我究竟出了什麼毛病？」

「別慌，」蓋瑞說，滿臉寒霜，「我們會找出原因。」詳細檢查過比利之後，我們走出病房，其他醫務人員繼續替比利的脊椎拍X光片。

「他的感覺喪失在C7以下，」蓋瑞小小聲跟我說。「而且他的運動機能也差不多完全在C7以下喪失。他表面上看來的確狀況很好，這毫無疑問，只不過下身出現麻痺。華爾達對於什麼叫『看起來真不錯』的觀念需要更正一下了。」C7是指第七節頸椎，就在頸項跟胸部之間，比利的脊髓從這個部位以下全部失去功能，因此他從腋窩以下的下半身會感覺麻痺，出現癱瘓。蓋瑞大聲說出他的想法：「但為什麼他癱瘓得那麼快？剛進來的時候他的腿能動的。」

「也許他們搬動他的時候不小心，」我提供一點意見。要是他脖子斷了，太大意地搬動他有可能對脊髓造成大損害。

「不，」蓋瑞說，「他看來被綁得死死的，而且，他是完全清醒的。如果病人的脖子斷了而還醒著的話，他們會痛得很厲害，就算別人用鉤子鉤著他鼻孔吊起來，他們也會死命不動頸部的。我總覺得有些什麼怪怪的。」

「也許他出現轉化反應，」急診室的一位內科住院醫師抑揚頓挫地說。

「也許，」蓋瑞若有所思，「也許他在第九局下半被三振出局，男子氣概受損，使他變成癱瘓以免丟臉……但先不要找精神科醫師進來！」

「轉化反應」是一個比較好聽的說法，其實就是「歇斯底里」，其中意思是說，病人將情緒上的創傷，例如來自婚姻失敗的創傷，或者是像比利的情況是差點在交通意外中死亡的震驚等，「轉化」而為實質上的病痛，像眼睛瞎掉或者是手腳麻痺。通常這些病痛都找不出原因，但病人也不是在假裝。裝病想逃避責任的士兵並不會以為自己真的病了，這是為什麼隱藏攝影機往往會拍攝到：當他們以為沒人在看著他們時便從輪椅上站起來。歇斯底里的人呢，剛好相反，他們堅決相信自己真的有病，就算獨處一室時還是出現同樣的症狀。因為這類原因而出現麻痺感覺的人，就算你用針刺進他的指尖，這位病人一點也不會畏縮。

歇斯底里（hysteria）這個名詞來自希臘文「hyster」，即子宮的意思，「hyster」也是「子宮切除」（hysterectomy）這個字的字根。古時候的醫生認為只有婦女才會出現「歇斯底里」病。而雖然女性的歇斯底里病例確實是比較普遍，我卻看過許多男生由於轉化反應而出現歇斯底里。事實上，任何人都可能變得歇斯底里，就算那些看來並不像會有什麼精神問題的人也一樣。

X光片拍出來了，我們跑到另一個小房間內看。頸椎及胸腔部分的脊椎看起來沒有斷裂或移位的跡象。

「看到了沒？」急診室的住院醫師說，「我就說嘛，他陷入歇斯底里狀態中了。我們再等等看吧，我跟你打賭，等一下他就站起來走出大門外了。」

蓋瑞瞇起眼睛看著X光片，幾分鐘後轉過身來向著我們，「不……不、不、不。他有感覺、但麻痺程度上升，頸部又疼痛。法蘭克，立刻去找佛列德，通知他這裡發生了什麼事……華爾達，打電話給放射科的人，告訴他我們需要做一次C1穿刺、拍脊髓攝影以及電腦斷層掃描。而我的立刻是真的立刻，不是兩小時後的立刻。我會打電話給手術室，告訴他們片子一拍好我們便上去。」

脊髓攝影的拍攝方法，是將一些含碘顯影劑直接打進脊髓周圍的空間，然後用X光電腦掃描儀器追蹤，看看顯影劑沿著脊髓流下去的情形。蓋瑞要他們在比利C1的部位將顯影劑注射進去，C1指頸椎第一節，就在耳朵背後穿刺進去。

「你預期會找到什麼？」我問，「他的X光片看來都很正常呀。」

「我不知道，」蓋瑞回答，「椎間盤破裂、血塊，都有可能，但我們必須仔細看看。」在緊要關頭，蓋瑞的輕率無禮、尖酸刻薄全被拋到九霄雲外，露出了他毫無幽默感但鍥而不捨、堅持到底的專業精神。他讓我想起電影《奇愛博士》（*Dr. Strangelove*）裡的一個轟炸機飛行員，平時像個丑角士包子般，直到他接到命令要飛到莫斯科投擲氫彈，那時他突然變成了一個狂熱的、能力高超的冷血戰士。

我們回到創傷治療室，蓋瑞跟比利說明脊髓攝影的種種。我們離開那兒前往放射線科時，比利喊：「醫師……」

蓋瑞回到病床邊。「叫我蓋瑞。」

「蓋瑞，」他靜靜地說，「我的手指也不能動了。」

* * *

成人的脊髓大概有兩呎長，比小指略粗，藏在我們背後、由脊椎骨形成的脊椎管裡頭。生命就徜徉在這條細細長長、油油滑滑的神經組織之中。脊髓十分十分脆弱、經不起什麼損傷，它有點像稅務局官員或者是黑手黨老大，只會容忍某個限度的侮辱，一超越這界線就不成了。聰明的人絕不會讓自己的脊髓超越它的極限。

脊髓經常被形容為連結腦部和身體其餘部分的「主神經線」，但其實脊髓並不單止是一條神經線而已。事實上它是一個十分複雜的器官，具備某種程度的智慧，一些固定的動作，例如站立或行走，程式全早已寫在脊髓的灰質裡，讓我們大腦能更專心發揮它的能力，像寫奏鳴曲、寫啤酒廣告文案等等。

在比較低等的動物中，牠們的大腦是那麼的原始，以致像運動等複雜行為全都必須由脊髓來負擔。而在細小的、非靈長類的動物世界中，牠們腦袋裡的神經細胞數量實在太少了，無法容納所有控制著鰭、翅膀及腿等的相關「軟體」。因此，頭被砍了下來的雞還是能夠跑來跑去。有一次，我們學校的神經生理系做視覺實驗時，將一些貓的腦子拿掉。後來，這些沒有腦子的貓被分送給一些不疑有他的愛貓人，他們一直不曉得這些貓跟正常的貓有什麼不一樣。他們也許會說：「你們送我的貓真聰明，牠知道我在叫牠，只不過牠太獨立了，我叫牠牠不肯過來……」

很多運動員都會說，如果平常某些動作已練習多次，比賽時想太多反而會表現不好。我們那比較「高級」的腦袋永遠都想改進我們的正手拍、反手拍和揮桿，而其實所有這些動作原本最好都讓脊髓獨自去處理。

脊髓許多「近似大腦」的行為，有時會導致一些頗為恐怖的後果。舉個例子，由於腦袋被槍彈打到、腦溢血或其他傷害而腦死的病患很會騙人，病患的家人、朋友甚至醫院裡的護士往往以為他們還活著。這類病人會伸手抓衣服的領子、握住愛人的手、腿被什麼東西打到時會縮起來，但其實這全是脊髓裡早就寫好程式的反射作用。這種被稱為「拉撒路動作」（Lazarus movements）的反射作用往往讓醫生無法說服病人家屬他們的至愛其實已經去世，所有維持生命的系統都應該拔掉停掉。

而脊髓所受的傷害，也有「完全」及「不完全」兩種。如果傷害為「完全」，病人會喪失所有傷害點以下的感覺。如果傷害點位於背部上半，在兩肩之間，那麼病人雙腿都將不能動、無法控制大小便，基本上乳頭以下的身體各部都不會有什麼感覺。假如病人受到「完全頸部脊髓傷害」，他的手腳都將癱瘓。再如果傷害點在頸部較高的位置，靠近腦殼的基底，便連控制呼吸的肌肉都會癱瘓掉，病人在接受醫療之前通常早已窒息。例如，上吊便會造成這種結果。

要是病人受傷部位以下的身體能有任何動作或感覺，哪怕只是指頭輕微的擺動，或者大腿內側小塊面積有感覺，他受到的都屬於「不完全」傷害。這是一個很關鍵的分別。脊髓如果受到完全傷害，病人差不多不可能改進，但如果傷害屬於不完全的一類，就算傷勢十分嚴重，隨著時間慢慢過去加上正確的治療，都很有可能敗部復活。

* * *

走在樓梯間前往X光部門時蓋瑞和我都靜默無語。他低著頭，眉心緊皺地思考。比利的狀況讓他十分煩惱，不曉得該怎麼辦。忽然他停下來，轉過頭看著我。「別管脊髓攝影照了。法蘭克，快回去請比利簽同意書，讓我們幫他做一次試探性的椎板切除手術。我去手術室看看，確定他們及麻醉醫師都準備好。」

「我們為什麼跳過脊髓攝影？」

「他就在我們眼前惡化了，再等下去恐怕連呼吸都會停頓，那就真的沒救。他不可能只是椎間盤斷裂這麼簡單，因為單那樣不會使他的腿部麻痺上升到手部去，除非他真的瘋了，但我賭他沒瘋。我碰過很多轉化反應例子，但從沒見過任何會逐漸惡化的案例。他一定出現硬膜外瘀血，而且正在擴大，至少我是這麼想。」蓋瑞轉身往樓上走去，卻又回過頭來，裝出一副英國口音向我喊：「趕快，華生！遊戲要開始啦！記得帶上你的手槍呀！」

覆蓋在腦和脊髓上的是一層像硬紙板的組織，稱為硬膜。在硬膜以及頭殼或脊椎骨之間的空隙稱作硬膜空間。在這空隙裡，塞滿了血管，遇到創傷時很容易受到撕裂傷害。硬膜外瘀血通常出現在腦部，病人會因腦部被擠壓而昏迷，而脊椎是很少出現硬膜外瘀血的。蓋瑞只是用猜的。我敢說他從沒碰到過這樣的案例。假如他猜錯，我們很可能讓這個得了暫時性歇斯底里的人動了不必要、危險性高而且痛苦萬分的手術。但假如他猜對了，而我們繼續等待脊髓攝影來證實一切，到時候比利的脊髓可能已經受到無可挽回的傷害。蓋瑞的抉擇，是寧願最後出現的是一個背上有刀疤的歇斯底里病人，而不是拍了一大堆漂亮X光片但四肢癱瘓的比利。

回到急診室時，比利的妻子坐在他身旁，握著他毫無知覺的手，不斷地飲泣。我收住腳步。

「小孩在哪裡？」我聽到比利問。

「在我媽家，」她回答：「他們今晚就住在那裡。」

「好，很好……我不知道要在這裡待多久。我沒帶提款卡出來，它就在冰箱頂……」生活總得繼續過下去。親愛的，家裡水管要修理，叫水電工來吧，噢對了，順便跟你說，我癱瘓了。

我走進急診室自我介紹，再替比利做了一次檢查。現在他兩隻手都無法握緊了，臂部肌肉愈來愈軟弱無力。不過，雖然他兩腿依舊不能動，腿上倒還有幾處有知覺的地方。好極了，我心裡想，他受到的傷害仍然處於不完全狀態。

我跟他們說明，脊髓攝影要花一、兩小時才能拍好，因此我們決定先將比利送進手術室，探測一下他的脊髓，看看問題在哪裡。而如果我們一直按兵不動，他有可能因這愈來愈嚴重的癱瘓而死亡。等我說完，大家都沈默下來。比利深深吸了一口氣，說：「就這樣辦吧，但請先讓我跟我太太單獨談一分鐘。」

我走出病房，帶上門。在休息室找到正躺在沙發上的華爾達，我指示他：「給他們五分鐘，然後送他到樓上手術室。通知佛列德我們在那裡。」可以預期，到了要將比利送上樓去時，他妻子會十分難過，我可不想待在現場。這些場面有點像暴露在輻射線裡般，都是我們職業傷害的一部分，對醫生的身體有害，可免則免。我總是想辦法逃離開，我還沒修練到冷血怪醫的階段呢。

＊　＊　＊

換回手術服，在第八號手術室跟蓋瑞會合。陳恩，我們的資深麻醉科住院醫師，正忙著各種設備；而技術員麗莎也剛打開了一包消過毒的用具。

「我們要自力更生了，兄弟，」蓋瑞透過手術口罩說。「另外兩個開刀房的手術還未做完，我們沒有流動護士可以幫忙，這是一次ＤＩＹ神經外科手術，你要幫我一臂之力。」他從櫥櫃最底層拖出一個用金屬及保麗龍做的巨型架子。這是用來放置病人，讓他們可俯臥在手術台上的裝置。

流動護士幫忙打點一切，手術進行中，流動護士的工作是全方位的：接電話、打開醫藥用品等等。但在晚上或週末，人手通常不夠，流動護士也被迫兼刷手護士。

幾分鐘後華爾達將比利送上來了，就在那時電話響起來，陳恩接聽，將話筒遞給蓋瑞。「找你的。」蓋瑞將那個巨型金屬架塞給我，跑去接電話。

「喂……嗅哈囉，佛列德……是，應該是積了瘀血……不，我沒替他拍，但他的癱瘓一直往上升……什麼？唔……當然，我當然有給他類固醇……我打算在T3（胸椎第三節）開始再往上弄……OK，我們都會在這。再見。」

蓋瑞將電話掛上，眼睛瞇成細線。「王八旦插上兩個耳朵，這就是他。他不高興我們沒先拍好脊髓攝影照片，但他只好繼續不高興下去了。他想要我們拍X光片，因為他正在音樂廳裡聽交響樂。等我們拍完他就可以聽完他的貝多芬。其實無論如何他都會晚兩小時才到的。我們開始吧。」他轉過去看著還穿上便服的華爾達。「去換衣服吧，老兄，我們需要你幫忙做流動小弟。」

蓋瑞和我將擔架床推到小手術房內手術台旁邊。將比利麻醉後再將他反過來放在手術台上。蓋瑞又替他檢查了一遍。比利手臂上的雙頭肌已經完全鬆軟無力。「放輕鬆點，老大！等一下陳醫生會替你做麻醉，我們待會兒再聊了。」陳恩在工作時，我和蓋瑞坐在角落的椅子上。

房間裡很安靜。跟一般人印象中不同的是，手術房裡並不是永遠都擠滿了人、戲劇張力萬分或鬧烘烘的，外科醫師的頭上也沒有天使在唱歌。手術室有時候變成一個令人難受、高度個人化的地方：這是醫師努力利用他的技術，企圖挽回另一個人的生命品質的地方。這一次，兩個從比薩店跑回來的人、一個剛打完壘球的人再加上一位麻醉醫師共聚一堂，共度這個淒涼的星期五晚上。

陳恩將一條氣管導管滑進比利的喉嚨內，用膠帶貼到已經開始昏睡的臉龐上，同時，我也替比利插上尿管，接著我們三人一起咬牙切齒將比利翻過身來，搬到金屬架子上，擺到理想的位置。「媽的，」蓋瑞說，眼睛盯著比利寬闊、古銅色的背部，「這傢伙像石頭般健壯。如果我無法救他回來，那有多可惜！」

我們在要動刀的地方洗刷乾淨，一切就緒之後，蓋瑞和我面對面地站在手術台的左右兩旁。「刀，」蓋瑞輕柔地說。麗莎將手術刀遞出去，刀子在我們兩人中間晃著，但蓋瑞沒伸手去拿。他光站在那裡看著我。「喂，你要不要把刀子接過去？我把你抓來讓你看不成電視劇，不會是單要你來看我表演的對不對？」

「我？」

「很快，在你還來不及反應之前，你會發現自己已經是個資深住院醫師了。來吧，將這傢伙的腿救回來吧。」

我接過手術刀。蓋瑞伸出右食指按在比利的頸背，左食指放在他的背部肋骨下方。「從這到這……動手吧，不要害羞。」我將手術刀刺進去，穿過皮膚，穿過脂肪，在蓋瑞指示的位置沿直線切了一刀，傷口超過一呎半長。「現在拿你的『電燒刀』。」我握著電燒刀，將比利背上厚厚的肉切開來，露出下面的脊椎骨，同時蓋瑞用一個大銀匙將肉與脊椎骨剝開。這樣做並不會造成永久性的傷害，因為肌肉會長回來。

大約九十分鐘後，從頭部到背部中間的椎板全暴露在外面了。椎板就像用骨頭製造的瓦片，覆蓋在脊椎上，保護著脊髓。「ＯＫ，」蓋瑞說，將手裡拿著的一個小刮匙探到一塊椎板邊緣下，「現在用柯瑞遜鉗子，弄到這裡下面，開始咬掉椎間板，加油吧。」柯瑞遜鉗子是一個金屬長柄的工具，它的尖端像個會咬東西的小杯，專門用來咬掉骨頭，一小塊一小塊地咬。用這工具來除掉厚厚硬硬的椎板十分艱苦，但如果考慮到椎板負責保護的脆弱器官，這確是很安全的方法。椎板切除手術有點像用一個小鑿子敲大石頭，要打到石頭中心將那裡的一顆蛋拿出來——而蛋殼不能打破。

我們切除了一塊椎板，在第四節胸椎處，但除了下面的硬膜之外沒找到什麼。沒有瘀血。我甚至感覺到蓋瑞吞下了許多疑惑，跟他胃裡的比薩全攪在一起。「繼續，」他咆哮，「它一定在那裡。看，硬膜沒在跳動。」沒有跳動的意思是「沒隨脈搏跳動」，這顯示了在更上面的部位有些什麼壓迫著脊髓——雖然，硬膜沒在跳動頂多只是一件薄弱的證據。

我繼續鑿下去，一小片一小片地，第三節胸椎處的椎板從比利背部跑到麗莎手裡的盤子裡，還是沒看到瘀血。「這裡的硬膜好像有在跳動，」我煞有介事地提出我的觀察。蓋瑞一點都不為所動。「繼續吧，老大，上面一點。」

我伸出愈來愈疲倦的手，在比利深深的傷口中拿掉一小塊骨頭，轉過來放在盤子裡，拿了又放，拿了又放，看到愈來愈多的硬膜了，在透明的硬膜下面，還可看到脊髓。我從未試過這麼靠近脊髓，手臂因緊張而更僵硬了，但仍拚命用咬骨鉗將椎板骨拿下來。我愈來愈疲乏了，但我強忍著不讓別人看到我的弱點。如果神經外科真那麼容易的話，誰都可以做這行了。

突然間，就在第二節胸椎位置的椎板裂口處，出現一小片瘀血，看來很像新鮮的肝臟般，從裂口的左邊探出頭來。「就在那裡！」蓋瑞大叫起來，興奮得像淘金者看到黃金一樣，把我手裡的柯瑞遜鉗子一把搶過去，快速、很有信心地剪下去，就像划船隊員手中木槳划在河水那樣，椎板一片片被切除掉，看到的瘀血愈來愈大片了。「噢，對不起，」他道歉，將鉗子遞回來給我，「你表現得很好。」

連續好幾個小時，我不斷地拔掉硬骨片，而蓋瑞則將瘀血塊吸走。佛列德跑來，看了看傷口便跑去睡覺。凌晨五點，手術已進行六小時，我們抵達血塊的頂端，在第四節頸椎處。對我來說，登上喜馬拉雅峰頂的感覺也不外如是。趁蓋瑞在檢查脊髓兩旁還有沒有流血時，我讓自己疼痛的手臂休息一下。「法蘭克，看！」他溫柔地將脊髓輕輕挪到一旁，露出一群縱橫交錯的靜脈，糊糊的混著血。「我想血塊就是從這裡出來的。卡車翻過來時，他一定嚴扭到脖子，撕裂了其中一條靜脈。慢慢流出來的血讓比利逐漸癱瘓。」他用燒灼器使血管凝結，再拿比利背上割下來的一小塊肌肉鋪在上面墊好。

手術接近尾聲了，佛列德再度走進來，蓋瑞向他報告詳細經過。「好極了，」佛列德說，一邊走到房間的另一頭，在其中一個抽屜裡拚命找東西。等他回來時，手裡拿著一枝消過毒的簽字筆，打開筆套。「那要來幹嘛？」蓋瑞一臉迷惘。

「哦，」佛列德臉上木無表情。「你們打開了這麼大的一片硬膜，我以為你會想在上面寫『佛列德最差勁』之類的話。」兩人都大笑起來。現在他們看來像同事了，我也覺得自己像外科醫師，而不那麼像醫學院的學生了。但在這男人跟男人的友誼光芒中，還存在著一個大問號：「比利將會感覺如何？」

而至於華爾達呢，他什麼也沒感覺到。過去三個多小時，他都躺在手術室地板上呼呼大睡。

＊　＊　＊

第二天，比利的狀況還是沒什麼進展，第三天也一樣。他被轉放在一張翻轉床上。這是專門為半身不遂病患而設計的，讓他們不停地有點運動，以免他們得到靜脈炎或褥瘡。比利手臂上的雙頭肌稍稍回復，能輕微動作，但兩手兩腿都仍紋風不動。他的胃及腳掌還有一些感覺，但也不強烈，至於大小便則完全失去控制。

白天，比利都靠聽收音機或跟家人聊天消磨時間，一邊聽或一邊聊時翻轉床轉個不停，他就像烤肉架上的肉。比利的情緒倒是高亢積極。他跟兒子說什麼什麼時候他們要去釣魚，他太太每天來唸報紙給他聽，家裡的錢財處理也都來問他。比利的態度是假定他的殘障只是暫時性的而已，他下定決心，不讓他的婚姻或者意志像他的肌肉般萎縮凋謝。

巡病房巡到比利這樣的病人時，我們是十分為難的。許多人抱怨說醫生不怎麼花時間跟他們談，但他們也應該站在我們的角度來看看。我能跟這個人說些什麼？「今天覺得怎樣了？」「從下巴以下就不能動。謝謝問候了，但跟昨天一樣。」隨便聊聊還真的變得很隨便：昨天那場棒球賽很好看吧？你猜這週末會不會下雨！嘿，該種番茄了！但到後來，醫師和病人有時候也找到共通點，找到可以談的共同話題，而不必互相提醒眼前的現實人生。我和比利找的共同話題是網球。

比利的太太告訴過我她先生很迷網球，六月裡的某一天，我發現他坐在一張特製的擔架式椅子上，正在看法國網球公開賽。這時比利已在醫院待了三星期，他脖子上還戴著塑膠的固定項圈，手腳都被綁在固定位置，以免手臂和大小腿攣縮。他對著螢幕不停大喊：「繼續，不要打出界！」

「在看誰比賽？」我問。

「噢，康納斯在跟一個小伙子在比，小伙子想在紅土球場上跟康納斯玩發球後上網。康納斯今天很不穩，如果小伙子退後一點打底線的話，可能會打得好很多，現在他可被康納斯整慘了。他不應該在紅土球場上打發球上網的，除非他是馬克安諾。」

我坐下來跟他談了一小時網球，談我們對於打網球的各種看法。我告訴他我喜歡打底線抽球時他很意外，因為他認為我的身高可以打網前球。他太仁慈了。事實上，我的身材最適合的是坐在觀眾席上，邊看網球邊吃冰淇淋。

慢慢地沈默下來。「你覺得我什麼時候可以再打網球？」我告訴他我不知道。這是真的：我不知道。從那天開始他叫我潘槽，這是網球傳奇潘槽・岡沙列斯的名字。我叫他比昂，球星比昂・波格的比昂。

＊ ＊ ＊

比利的傷口終於出了毛病，受到細菌感染，得了肺炎，左腎也受到感染。而雖然躺在翻轉床上，他的雙腿還是出現靜脈炎。不過，他很年輕，求生意志也很堅強，每次都復原過來。當他快要脫離加護治療階段時，有一天發生了一件事情，很小的事情，但極其重要。

這時候，比利才剛從他的一大堆肺部毛病回復過來，躺在一般的病床上。再過一天他就會被轉到約五英里外的西郊區復健中心，進行脊髓復健。親朋好友寄來的一大堆問候卡也已經整理好綑綁起來，放在一旁。

「再見了，比昂。」

「是呀，再見了潘槽。」他咧嘴而笑，嘴巴張得老大，從一邊耳朵到另一邊耳朵那麼大。「我想讓你看樣東西——我還沒告訴其他人，連我的復健醫師都不曉得。」

「什麼大秘密？」

「看著我的左手。」我看了。看了幾分鐘，然後，很不明顯、差不多看不出來地，他的大拇指在動。「我想它在動，」比利大聲說，「我覺得它在動。它有在動嗎？」

「我的天，比昂，它真的在動！中央球場的觀眾請注意，比利來了！」

「它還只是很初步，但也許我終於可以動一隻手，有辦法操作電腦。如果我能夠弄電腦，也許我可以重新找個工作……」他哭起來了。我想，打從他的卡車翻過來到現在，這才是他第一次落淚。

我坐到他旁邊。「不，比利，如果你的拇指能夠動，這表示你的脊髓已經開始甦醒過來。從頭到尾你受到的傷都不是完全的傷害。誰曉得以後會怎麼樣呢？你一定要努力做復健。以後等《讀者文摘》刊登你的故事，用那老套的說法，說『眾多醫生都說他再也無法走路』的時候，記得不要把我歸在那一類的醫生，好不好？」

「對。」他鎮定下來。「對，我會拚命做復健。只要問問了解我的人就知道我會。」

我看了看他背上的傷口，裡頭還塞滿棉花球，但已慢慢在康復。我把手搭在他肩膀上，跟他說再見，走出了病房。

比利被送去復健中心，很久很久我都沒聽到他的消息。一個月後蓋瑞去了紐約開業，我也暫時離開臨床工作，做了一年基礎科學的研究工作。外科住院訓練的缺點之一，是太以看病為重心了，我們經常不曉得醫院牆壁外面的世界發生了些什麼事。

＊ ＊ ＊

一月初，我在神經病理學科一星期待上六天，在我小房間內做研究，身邊堆滿了顯微鏡片、書以及教授發的講義。病理學生涯沈悶異常，每天坐在那裡瞪著厚厚的教科書時，我感覺血管裡的血液都停頓不流了。這一天，科裡空無一人，教授去了VA開醫務會議，而病理學的住院醫師就好像沒有貓在管的老鼠般，全跑到附近的滑雪勝地去了。我坐在那裡昏昏欲睡，突然，有個網球彈到我膝上來。

我抬起頭，看到有個高大瘦削的身影站在門口。他看著我滿是迷惑的臉。「怎麼了，潘槽，我站直了你就認不出我來啦？」

「耶穌基督！比利是你嗎？」他說對了，我沒認出他來。被幾個月的類固醇弄得浮腫的臉全瘦下來，頸上的項圈不見了。他轉過身來，將上衣褪下，讓我看他兩肩中央那個彎彎曲曲、我在八個月前弄出來的傷口。像充滿懷疑、看到耶穌復活的湯瑪士一樣，我伸手去摸他那巨大的傷口。「我猜你真的用功做復健！」

「離開這裡之後，我進步得愈來愈快，」他解釋。「到了十月我已經可以扶著平衡木走路，十二月便出院回家。這是我生平過得最棒的聖誕節。我今天來找佛列德複診，而我很想跟你們見見面，蓋瑞在哪裡？」

「他去紐約賺大錢。」

「而且吸兩倍的菸，當然囉。嘿，我找了一個小時才找到你。」

「你覺得怎麼樣？」

「我的腿還是感覺怪怪的，還不能走太遠的路，但我一直在進步。下個月我就回去上班了。」他想了一下，繼續說：「現在我看到太太和小孩時，跟以前不一樣了。唔，那樣說不太對……這樣說吧，現在如果小孩想我陪他打球，我就陪他打，他愛打多久就打多久。我記不得所有發生過的事情，只記得一切都發生得很快……發生得那麼快，就好像聖誕節常放的電影，當天使讓男主角看到沒有他的世界會變成什麼樣之後，再放他回去，他突然懂得珍惜一切。我就是這樣的感覺，好像有人讓我重新再活一次那樣，我再也不願意浪費任何一天。」他撐著僵硬的雙腿，一步一步走遠。

「好像有人讓我重新再活一次那樣。」唔，有誰會不喜歡這樣的工作？

第九章

唉，這些英國人

接下來的星期天，

當病人邊吃著午餐邊讀著體育版時，

突然大叫起來、狂抓著頭部，

最後往前一倒，臉都埋到蔬菜湯裡。

「也許他突然抽搐，在湯裡淹死，」威廉說。

「放屁！」我頂他一句。

「噢，你們這些美國人真是坦率得可愛，」

威廉繼續說：「但我懷疑我們能找出真正的死因。」

按照規定，所有的神經外科住院醫師都必須在神經內科受訓三個月。神經內科負責處理的，是各種跟神經系統有關的病症，像偏頭痛、多發性硬化症、重症肌無力症（如嚴重肌力衰弱的病症）、肌失養症等等。曾經，所有相關的病人，都先由神經內科醫師診斷，診斷完畢，才將那些需要動手術的病人轉介到神經外科。可是，自從電腦斷層掃描儀器出現之後，神經內科醫師所扮演的角色就愈來愈不重要，許多內科醫師或家醫科的醫師碰到病人抱怨頭痛時，也可以下醫囑替他們做掃描，而假如結果顯示病因是腫瘤，往往直接將病人送到外科醫師那裡。

這種情形釀成神經內科醫師和神經外科醫師之間不少的摩擦。神經內科很厭惡大家都沒透過他便將病人送去給「等不及要切割病人」的外科醫師。外科醫師呢，則愈來愈覺得，神經內科醫師對許多病情的貢獻頂多只是聊備一格。在神經外科醫師之間流傳著這麼一則笑話：神經學只不過是大家在等斷層掃描照片沖出來之前的猜謎遊戲。

事實上呢，神經內科醫師依然扮演著十分有價值的角色，因為很多跟腦部有關的問題並不是靠手術就能解決的，而神經外科醫師對於跟手術無關的問題往往也沒什麼耐性。做為神經外科醫師，我們不應取笑神經內科學，畢竟那也是神經外科的根源和基礎所在，他們是最先發展腦袋哪個部分包含了哪些功能的人，在斷層掃描還沒被發明出來之前的數十年，外科醫師也就是靠神經學家所提供的知識，來找到像腦內的腫瘤之類的病因。早期的許多神經外科醫師，一開始都是先當神經內科醫師的。也許我不太願意承認，但神經內科醫師對於腦部的了解要比大部分的外科醫師深刻寬廣多了，這就好像設計汽車的工程師要比修車廠的技師更了解車子裡的引擎一樣。

神經外科醫師／神經內科醫師的二分法，跟心臟外科醫師／心臟科醫師的二分法或者是一般外科／內科的二分法是差不多一樣的。我在心臟科做實習醫師時的上司瑪姬有一次提到說，內科或其他許多專科醫師的知識好像藏在甘蔗裡的糖，我們的知識則好像那些小小的方糖。他們的總糖量比較多，但我們的糖顧客比較容易取用。

在我接受訓練的醫院裡，很不幸地，神經內科和神經外科之間的互不認同是那樣的嚴重，以至於神經外科部門根本不准我們到本院的神經內科接受訓練；事實上，他們更高傲地認為，只有倫敦的某某醫院才夠格讓我們去接受訓練。當然囉，倫敦是神經內科、也是神經外科的發源地。歷史上第一位全職腦外科醫師，偉大的維陀・荷斯利爵士（Sir Victor Horsley, 1857～1916）就是在倫敦行醫的。

不過，對於要在倫敦獨自度過三個月，我可一點都提不起勁，雖然我們醫院很「大方」地給我提供機票，但其餘費用一律自理，而倫敦的生活費十分高昂，我更是不太可能跟美國方面的房東說暫時停租三個月，到頭來我會被迫支付雙重房租，那我在晚上兼差辛苦賺來的錢都會被這幾個月的訓練耗光。我跟神經外科上訴，希望他們讓我留在家裡完成這部分的訓練，他們拒絕了我的要求，於是英國，吾往矣！

＊ ＊ ＊

剛到倫敦的第一個晚上，我躺在那裡完全睡不著，聽窗外火車轟隆隆經過，直到天明。獨自一個人離家萬里令我感到十分忐忑不安：在這裡我半個親朋好友都沒有，如果我明天從地球上消失了，都沒有人會知道！幸好這種不安很快就過去。要是在幾年前，我會陷在這種恐懼感中，很多個星期都逃不出來，但幾年來我改變了很多，醫院裡的經驗早已滲透到我的內在，內化成我性格的一部分，碰到病人生死關頭時發揮出來的龐德感覺，除了幫助我渡過不少難關，對醫院外面的世界也管用，沒日沒夜地工作，隨時都要鼓起勇氣將管子插到病人鼻子裡、將巨大針管插到他們背上、在頭顱上鑽洞或者把手術刀切到別人腦袋中，所有這些經驗都過渡到日常生活裡，使我更能面對醫院外面的種種挑戰。因此到了翌日，我又信心十足地走到肯辛頓高街的地鐵站，坐上圓環線，準備前往神經外科的發源地度過第一天。

些許曲折之後，終於抵達目的地，看到十分獨特、優雅的建築物，院裡主建築，是一幢建於十九世紀的樓房，天花板是穹形的，高高的木窗還鑲著一世紀前的玻璃，牆上也滿是石膏浮雕，周圍散發著古老房子讓人發思古之幽情的霉味。順著由大理石階梯和硬木扶手組成的螺旋形樓梯走上去，就到了二樓病房區。這一層樓有兩個大病房，男女各一。每個房中各有二十四張病床，病房中央是長長的一排蒸氣暖氣機，上面覆蓋著精緻的金屬格柵，而病床就在暖氣機的兩旁一字排開。住在這兩個深邃幽暗病房內的，都是神經內科的病人。

雖然醫院的走廊或大門接待處的溫度只調到華氏六十度左右（約為攝氏十五度），但我發現病房內溫度倒是滿高的，這顯示，連英國人也不相信自己那一套什麼「涼涼天氣對身體有益」的廢話。其實，醫院內溫度調多高，完全要看當時英國政府的醫療預算有多少而定。

很明顯這與美國作風很不一樣。英國醫院的病房比較大也比較凌亂，護士清一色都是女性，身上穿著藍白兩色的罩衫，胸前別著一個手錶，整個裝扮活脫脫是第一次世界大戰期間的護士模樣。好玩的是，大家都呼喚她們「某某姐妹」。當我第一次聽到這種稱呼時，真的被搞糊塗了。這是家天主教醫院嗎？後來才弄清楚，當地人就是這麼稱呼「護士」的，而且這是懷著敬意的一種尊稱。

其中一位「姐妹」介紹我認識威廉，一個高高瘦瘦戴著金邊眼鏡的傢伙。威廉是神經內科病房的資深「註冊醫師」（registrar）。英國醫院裡的「註冊醫師」相當於美國醫院的住院醫師，只不過註冊醫師可能到退休還在當註冊醫師。

在美國，住院醫師是有期限的，只要符合一切要求，住院醫師差不多都一定會再晉一級，在預期的時間升為主治醫師。在大英帝國呢？門兒都沒有。社會主義化兼中央集權式的醫療規畫決定了最多能有多少個主治醫師。因此，除非有主治醫師空缺出現，否則註冊醫師永遠無法退出受訓的階段，而空缺只在主治醫師退休、去世或移民時才會出現——換句話說，十分罕見。

年屆四十五的威廉，已經先後在內科、胸腔內科及小兒科當過註冊醫師。他的策略是，每四、五年便換一門專科，而不在同一科裡受十年甚至十五年的訓練，等待空缺。依照目前的速度，他早已心裡有數，到退休那一天都還沒訓練完畢。有一次他苦苦酸酸地說：「我是這見鬼的世界裡最聰明、受過最多訓練但最英雄無用武之地的醫生。」

威廉有個助理註冊醫師，大約三十歲，名叫大衛。大衛長得一表人才，十分英俊，有個雕像般的下巴，頭髮烏黑，眼睛湛藍。他的聲音令人覺得很舒服順耳，一口有文化的英語及發音，披露了他的牛津背景。

由於神經科沒有任何經濟上的壓力，用不著顧及營收問題，因此一切服務都很牛步化。整個科獨一無二的電腦斷層掃描儀器通常要排期才能用，一排就是許多天甚至好幾個星期，其他更複雜的檢查測試就不用說了。病人病情進展之慢，使得主治醫師一星期才巡一次病房，在美國我們一天就巡一次或兩次了。每天早上我都帶著照料美國病人的心情到醫院上班，預期著各種瘋狂的狀況，卻只看到護士及病人大眼瞪小眼，相對無言。看他們診斷病症真好像在看著草坪上的草，巴望它快點長出來一般。

一個星期天，有位病人被送進來，原因是當他和妻子行房時腦動脈瘤爆裂溢血了。當時他狀況很好：人是清醒的，只有一點點頭痛。要是在美國，我們會在他進院二十四小時內替他拍血管攝影、動手術將動脈瘤夾住。但這裡是倫敦。我們將他送到病床上替他排程做血管攝影——下一個空檔期是十四天之後，他可有得等了。神經內科主治醫師紐利在病人住院三天之後才來看他。「我們不是應該把外科醫師找來嗎？」我質問他，有點不顧禮儀了。

他看著我，眼神中飽含安詳的溫情，就像主人看著他毛躁的小狗似地。「我親愛的小朋友，」他回答，「讓我們先拿到血管攝影，看看這位朋友有啥毛病，然後再說吧。一切還不確切時，我極不願意打擾戴維士先生。」

英國的外科醫師一律都是「先生」，這要追溯到很多年前，那時候外科醫師並非專業的醫師，而是由理髮師、農夫、打鐵匠或其他人兼任——任何其他有辦法不用麻醉或消毒技巧而膽敢將刀子插到病人體內的人。這些人都是「先生」。

看看這位朋友有啥毛病？這種處理蛛網膜下腔出血的沈靜態度使我不安極了。我習慣比較積極勇猛的方式。

那位「朋友」無風無浪地度過第一個星期。但接下來的星期天，當他邊吃著午餐邊讀著體育版時，突然大叫起來、狂抓著頭部，最後往前一倒，臉都埋到蔬菜湯裡，不知過了幾分鐘才被一位姐妹發現，她把他拉起來替他做心肺復甦急救，但他一下子就死掉了。

「也許他突然抽搐，在湯裡淹死。」威廉說。

「放屁！」我頂他一句。

「噢，你們這些美國人真是坦率得可愛，」威廉繼續說，「但我懷疑我們能找出真正的死因。」

沒有解剖，沒有驗屍。星期三紐利醫師一星期一度的巡病房時間到了。巡完以後，我們的神經內科主治醫師拿起大衣準備離去，突然轉過來問威廉「右手邊倒數第二張病床溢血的可憐傢伙」現在怎麼樣了。

「噢，對……他三天前去世。『呼』的一下頭倒到湯裡，大概又出血了。」威廉一副無動於衷、司空見慣的樣子。如果在病人去世三天之後，我才告訴亞伯拉摩維茲醫師這件事，他會說些什麼？我只要一想到就發抖害怕。

垂垂老去的神經內科醫師伸手理一理頭上還不怎麼白的紅髮，詭異地笑了笑。「那些腦動脈瘤就跟硬掉了的起司一樣！」他大步走開，從此不再提這件病例。

這個冬天，將會又長又冷。

＊ ＊ ＊

必須補充一下，事實上在面對諸多的官僚體制、院內空間不夠以及長期缺乏經費或儀器的情況下，我碰到的神經內科醫師、外科醫師和註冊醫師全都仍然努力提供病人最好的照料，所有不需要花太多金錢的事情，例如替病人記錄病史或者是做一般體檢，他們都做得很好，注意到所有細節。科技上的貧乏，反而磨利了他們的診斷本能。

在醫院上班的第一天，威廉帶我到一張病床邊，觀看他如何替一位患了多發性硬化症的女病人進行全套的神經系統檢查。他隨身帶了一個巨木箱。打開木箱之後，端出一個小盤子，上面放滿了封起來的小玻璃瓶，他將盤子放在病床旁邊的小茶几上，接著準備其他道具。我拿起一些小玻璃瓶看，發現裡頭分別裝了些液體或粉末。其中一個瓶子上貼著「咖啡」的標籤，另一個寫著「丁香」，還有一個是「香草」。

「威廉，這些要來幹嘛？我們要烤蛋糕嗎？」

「不，」他笑起來，「這是用來測試這位年輕女士的嗅覺。」

「嗅覺？」

「對，你看著。」他封住女病人的右邊鼻孔，叫她閉上眼睛，單用左邊鼻孔吸氣。當她遵照吩咐吸氣時，他打開一個瓶子放到她鼻子下。

「我想……這是橘子，對了，這很像橘子皮的味道，」女病人說，眼睛仍沒張開。

「好極了！」威廉說。「看到了沒？長額葉腫瘤嗅覺會減退，特別是長在嗅葉溝的腦膜瘤。很多人都忽略了嗅覺的檢測。」

那真是有點輕描淡寫了。在美國，我們從未檢查過病人的嗅覺。但如果在美國，我早在兩個小時內就拿到一張嗅葉腫瘤的電腦斷層掃描照片了。而在倫敦呢，病人往往要等上好幾個月才等得到拍這樣的片子。

威廉有條不紊地逐樣測試，簡直好像在動手術般，弄了一個小時，從木箱子裡拿出一件又一件的工具，像裝了熱水或冷水的試管，那是用來測試病人對冷和熱的感覺；又例如用來觀測皮膚上每兩點之間微細分別的羅盤；在一塊黑色天鵝絨上他漆了一些白色的條紋，那是測試病人有沒有「眼球震顫」的毛病。此外，有一個會轉動的輪子，看來就像人家用來切割比薩的工具，乃是用來區分碰觸感覺退化的程度；又有一個用來量度關節柔軟度的測角器；一些用來測驗視覺的小棍棒，棒尖塗了紅色；他甚至在一張資料卡上寫下一首兒歌和謎語，以測驗病人的心理狀態。連檢測條件反射作用的槌子也很特立獨行，與眾不同──他的槌子好像將一個巨大塑膠輪子裝在一根兩呎長的塑膠棒前端做成的，看起來比較像警察的武器，或者是將大卡車輪子卡在電燈柱頂的模樣，而不像一件醫療器材。這些槌子在倫敦是很典型的，威廉強調說，測驗反射作用的不二法門，是「給予手腳足夠分量的打擊」。

替病人記錄病史也是同樣繁複，鉅細靡遺。一天下午，我跟一名頭部覺得疼痛的病人問診完畢後，在接下來的討論課堂上被主任醫師嚴加詰問。

「醫師，這位休斯先生是做什麼工作？」面容仁慈的神經科教授問。

「他說他在一家小店工作。」我回答。在我原來的醫院，這段對話會就此打住，轉往別的話題。

「哪一種店？」

「我不知道，可能是些什麼雜貨店。」

「哪一種店分別是很大的，你不覺得嗎？如果他在油漆店裡從早到晚將香蕉水加到油漆中，那不也有可能會是他頭痛的原因嗎？」

「呃，是的，」我只好承認。

「店是他的嗎？」

「我不知道。」

教授摘下眼鏡，慢慢地擦拭著，眼睛斜視天花板，繼續他的論述。「這些細節事關重大。病人的工作是什麼，他的背景如何，教育程度……所有這些都要關注到，才能適當地描述他的不舒適及疾病。如果我問一個病人一百的平方根是多少而他答不出來，也許我會以為這已足夠證明他左腦有個腫瘤，但如果我知道他從小到大都在農場打工，從沒上過學，那又另當別論了。同樣地，一般病人如果說不出英鎊和日元的兌換率，我會覺得那沒什麼大不了，但如果這個病人是個銀行家，那麼這就非同小可了！你們美國人太倚賴那些掃描玩具了，根本忘記病人具有多面向。連這個人的生活、工作都一無所知，便有膽量一刀切到他的腦袋裡……我實在覺得恐怖極了。」

多年之後，這番話再度在我耳邊響起。那時候我已回到美國，有一次在替一位婦人開刀拿掉脊髓上的腫瘤。身旁的醫學院學生不經意地問起我病人的年齡。我居然想不起來！我眼睛盯著的是她的脊髓，而我居然連她多少歲都不曉得！老教授是對的，這實在是恐怖極了。原來我心中只有一張磁共振儀器拍出來的照片，而沒想到這是一個人。

從此，我想盡辦法不要再犯這種毛病。

* * *

跟美國比起來，多發性硬化症在英國比較常見，我在倫敦的三個月就見到很多患了這種病的人。患者受到影響的部分，是包著神經纖維的脂肪，即髓磷脂。失去髓磷脂的保護之後，腦部及脊髓內部的白質慢慢被侵入，出現一個個的洞，稱作「空斑」，病情到底有多嚴重，完全要看空斑出現在什麼地方。在腦中某些地方，例如右前葉，就算出現一個大大的空斑，病人可能都不會有什麼症狀，但如果出現在脊髓或腦幹的某些關鍵地帶，那怕只是小小的一個空斑，患者可能就要坐輪椅了。

多發性硬化症是一種反覆無常的病，來襲時疾如風，突然又消退得快如電，在病人的餘生中不斷反覆出現，毫無預警地加劇。病人可能癱瘓了好幾個月，又突然康復起來，連續數年都沒事，然後等待下一次打擊的來臨。我還在倫敦受訓的那個年代，醫學界並沒有什麼大家都能接受、公認為標準的治療方法，一般都只給患者類固醇，輔以物理治療。今天多了很多治療方式，像干擾素（一種由受病毒侵襲的細胞所產生的抗病毒蛋白質）。幸而，對大多數的病人來說，時間就是最佳藥物。

我生平碰到過最戲劇化的多發性硬化症病人叫安德魯，來自奈及利亞，是到倫敦大學念書的交換學生。安德魯第一次病發時便被送到我們醫院來。那時候查爾斯王子剛剛捐了一座全新的磁共振影像掃描儀給醫院，靠著這部新儀器，我們發現在安德魯間腦部分的正中央有個半吋大的空斑。間腦就在腦幹的上方。腦袋的後部，即我們的小腦，就好像一個主控平衡及協調的電腦，而間腦就扮演輸送訊息的管線角色。空斑的出現，實際上等於將安德魯的小腦對外通訊的管道完全截斷了。

更精確地說，小腦將腦部上方發出的粗略訊息加以微調，因此經小腦處理過的訊息都是受到「抑制」的訊息，小腦裡神經元的唯一作用，是壓抑或制止腦袋中其他神經元的活動。在念醫學院時，神經解剖課的教授用米開朗基羅的雕刻來做譬喻。他說，在雕「大衛」這個雕像時，米開朗基羅用的是「減石法」，而大腦發出的動作訊息就好比未經雕鑿的大塊大理石，經過小腦大刀闊斧地雕琢之後，才出現像「大衛」般的精細訊息，身體才能做出協調的動作。

只要安德魯安安靜靜不動來動去，他便萬事ＯＫ。可是，一旦他稍有動作，就算只是想抓抓鼻子，他的手腳便會愈來愈失控，終於像八爪魚般擺來揮去。因此，他無法自行進食，必須別人來餵，讓他拿刀叉鐵定是件十分危險的事，安德魯的臉就因為他嘗試自己動手刷牙而弄得又紅又腫。他有能力走近距離的路，但步態十分奇特詭異，而且絕大部分的時候，他最終都卡在病房的暖氣機上進退不得，氣餒地泣不成聲。

這種稱作「運動失調」的毛病甚至影響到他說話的機能。聽他說話的時候，你還是可以分辨得出他在說什麼，帶著奈及利亞音樂般口音的英文一如沒病前的完美，只不過字跟字、句跟句都是忽動驟停的，說話節奏全錯亂掉，音調也平板呆滯，有一種空洞、機械式的質感，就好像科幻電影裡的機器人。這些感覺很難形容，但你只要看過聽過一次，保證終生難忘。

有一天下午我們坐在一起喝咖啡——在英國大家還稱之為「下午茶時間」，儘管眾註冊醫師都喜歡喝咖啡——威廉、大衛和我看著安德魯在病房內東倒西歪地亂走，時而撞到病床，又或者從牆壁上反彈回來，跟一個機械玩具沒兩樣。

「可憐的傢伙，」大衛感嘆道。

「不用擔心，」威廉說，「他會好起來的，這些人第一次病發之後都會好起來，不管當初看來有多糟。過了六或八個月他會再回到學校去。問題是在空斑緩和之前我們怎麼處理他。物理治療的人已替他做了件鉛外套。」

「鉛外套？」我問他。

威廉繼續說明。「不錯，用鉛製成的外套。事實上就是一件外套，裡頭放了很多鉛塊，讓手臂部分重得要命，使安德魯需要更費力才動得了手，從而刺激兩手，得出更多回饋作用，他就能控制自己的動作，不會一天到晚自己打自己了。這有點低科技，但很有效。」

「主要的壞處，」大衛補充說，「是他會累得要命，這想也想得到。啊，但想想看！等他穿上幾個月鉛外套之後，他會有多健壯呀！」

第二天鉛外套就送來了。厚厚的綠色布料，看起來真像鋼鐵工廠裡給工人穿上以防燙傷的保護外套。整個衣袖有無數個縫隙，另外送來的是一大盒小鉛塊。將鉛塊塞到縫隙裡，仔細地增減調整，我們可讓安德魯一方面控制自己的動作，卻又不至於重到手也抬不起來。

一整個上午我們都在替安德魯調整外套，直到他能抬起手臂，很慢，很痛苦，但拿起梳子，梳了一下他的短髮。立刻，他嘴巴綻放出大大的非洲式微笑，燦爛如花。

「呀，我喜歡！」他的機器人聲音響起，為了重獲控制手臂的能力而興高采烈。

鉛外套不能穿太久，每次頂多數小時，而每天晚上，安德魯的手瘦痛得厲害，必須靠安眠藥才能入睡，但至少打從穿上鉛外套那天起，他就沒再哭過。威廉的預測也完全正確，安德魯的語言能力慢慢回復正常，走路姿態不再像個喝醉的人，漸漸地不再需要穿鉛外套了。那天我們還看著他一副軟趴趴的可憐模樣，兩個月後這個奈及利亞人卻大踏步走出醫院大門，抬頭挺胸，一切皆在控制之中，疾病留下的唯一痕跡是兩條鍛鍊十足的胳臂。他輕快地和我們握手。

「你們知道，我是念哲學的，」安德魯正要離開時，跟我們分享他的感受，同時擺出健美先生的姿態，展露他的二頭肌。「尼采說：『任何殺不死我的事物都會讓我變得更強。』現在我充分體會到了。謝謝你們，我的朋友。」

他會再回來的，無庸置疑——一年後，也許十年後，看他的病有多仁慈而定。是不是就像古希臘醫藥之父希波克拉底所說的，我們只不過在「娛樂」安德魯而已，直到他自己好轉？也許吧，但我們成功地止住他的眼淚。我想，任何能讓一個痛苦萬狀的病人不再落淚的治療方法，都是好方法！

＊　＊　＊

英國當然不是個沒有階級的社會。然而，我還是很驚訝病人的國籍、種族以及社會經濟狀況等等，會影響到註冊醫師和主治醫師做診斷時的思維方向，而且影響是那麼嚴重。

倫敦有很多來自印度或鄰近國家的移民，那是延續自帝國時代的傳統。但只要有來自印度或巴基斯坦的新移民跑到醫院來就診，診斷結果清一色總是肺結核，不管他們的症狀為何。例如，有個開雜貨店的巴基斯坦中年人跑到急診室來求助，因為他三個月以來感到雙腿愈來愈衰弱無力甚至僵硬。磁共振照片顯示在他胸部的脊髓處有塊東西，我認出來那是星形細胞瘤，乃是從脊髓組織長出來的神經膠質瘤。令我十分懊惱的是，主治外科醫師萊斯頓診斷此為結核瘤，一種由結核菌造成的腫脹，儘管病人的胸腔X光片完全正常，而且此人從前沒染上過肺病，也沒有任何其他證據顯示他得的是肺結核。這個荒謬診斷結論的唯一理由，就是病人的國籍！

我跑到圖書館找了老半天，只找到兩個因肺結核菌而引起脊髓出現腫塊的病例，而在兩個例子中，病人之前都有肺病。當我把這些發現拿給萊斯頓看時，他卻只聳聳肩，說病人吃了抗生素後反應良好，證明最初的診斷正確無訛。我反駁說，不錯，病人是好轉了，但他的好轉也許是因為同時接受了類固醇治療的關係。但我們的溝通只能到此為止。三星期後，病人回來急診室，下半身差不多完全麻痺了，我們替他緊急動了手術，拿掉星形細胞瘤，他便平靜無波地康復了。

另外一次，我們聚在演講廳裡，聆聽全英格蘭南部最資深、最受尊敬的神經內科專家示範如何做診斷。我和其他受訓的人員穿上白袍，擠在古老的示範演講廳裡，演講廳正中央是張小桌子，我們的座椅圍著示範桌子，一圈一圈階梯式地漸次往上。一位註冊醫師帶進來一位年約五十多歲、瘦削細小、看來像個工人的男病人。病人蹣跚地走著，在桌子上坐下，但身體繼續不住搖擺。儀容威嚴的專家詳細地詢問了病人，很注意傾聽他的抱怨：步履不穩、頭會暈，也會嘔吐；然後草草地檢查了一下病者，叫註冊醫師送他回去。接著他轉過來看著我們停頓了半晌，直到他期待的戲劇化效果出現，再問：「你們今天早上聽到的所有資訊中，有哪一項——單知道這項資訊你就能推斷出病人到底出了什麼毛病？」

「他的年齡，」一位註冊醫師回答。

「不，這答案不對。」

「他的職業？」我自告奮勇。

「不，還是錯了。」

這樣問答了數分鐘，終於激動萬分的老師告訴我們他的答案：「他的國籍！他的名字叫奧白賴思，來自貝爾發斯特（北愛爾蘭的首府）。很顯然他屬於低下階層，因此八九不離十，他一定是個酒鬼。他一定是由於酒精中毒造成小腦退化。」

其實，這個結論是正確的，然而他的推理過程是如此的無禮，在美國的話，沒有人會容忍他這種態度。他從頭到尾都沒問過病人有沒有喝酒的習慣，他只假定自己不會錯。我實在無法想像任何一個美國的醫師，在與醫學院學生討論的公開場合中，宣稱由於某個病人是黑人，來自大城市，因此就一定有服用古柯鹼的習慣。

＊　＊　＊

「我什麼都看不見！」女病人強裝鎮定，很英國風格地想盡辦法壓制住她的驚恐。

「冷靜點，告訴我們發生了什麼事，」威廉希望她恢復一點信心。

病人是個漂亮的少婦。我們才吃完中餐回來，急診室剛巧將她轉送過來；她的問題是逐漸失明。

「今早起床時一切還好好的，但吃完早餐就開始覺得頭痛，在這裡。」她摸著頭頂。「視覺開始模糊，但還能看清楚路跑來醫院，現在卻只看到一堆黑影動來動去，而且愈來愈看不見了。」

威廉轉身跟我和大衛低聲說：「大衛，通知電腦掃描室，我們立刻要替病人做腦下垂體檢查。法蘭克，趕快去傑佛遜樓請肯寧翰先生過來，快去！」肯寧翰先生是醫院的資深主治外科醫師兼腦下垂體專家。

我衝到傑佛遜樓找到肯寧翰，幾分鐘後回到神經內科。女病人愛麗斯向肯寧翰複述了一遍早上發生的事。她健康狀況不錯，除了最近一年來月經有點不規律，還有就是最近注意到乳頭有些不正常的分泌物。她還未結婚，是一名打字員，獨自在托定漢地區居住。

肯寧翰檢查了她的視力。當他的一雙大手在她眼前揮舞時，她分辨得出來，但數不出他豎起多少根手指，也說不出他的領帶顏色。肯寧翰優雅的臉龐霎時間轉為陰鬱。

「小姐，」他說，「我相信在你腦下垂體腺裡有個腫瘤，而它出血了，部位剛巧在你眼睛後面；我們稱這種狀況為『腦下垂體中風』。目前瘀血擠壓著視覺神經。我想立刻替你動手術拿掉瘀血及腫瘤，否則就會瞎掉。」

「腫瘤？我得了癌症？」

「不，不，小姐，這類腫瘤差不多肯定是良性腺瘤，年輕女性中滿常見的。在你的情況，是腫瘤分泌出一種叫作激乳素的荷爾蒙。太多激乳素正好就會造成你注意到的症狀——

月經不規律、乳房的不正常分泌等等，其實那就是人奶。通常女人只有在懷孕期間才會產生這種荷爾蒙的，它的功能是刺激乳房的脂肪組織製造人奶。

「你覺得什麼該做的儘管進行吧，只要別讓我瞎掉就行了！」

肯寧翰先生檢驗了一下愛麗斯的乳房，確定了分泌出來的是人奶。「送她進手術室，取消電腦掃描。病情已經很明朗了，等我替她的視覺神經減壓之後再替她做掃描好了。記住給她一大劑皮質脂醇，好嗎？我會叫我的資深註冊醫師來幫忙。」

我陪伴愛麗斯到手術室外面的等候區，她拿著一大把衛生紙靜靜哭泣。

「要不要我替你通知什麼人來陪你？」我問她。

「我爹兩年前已去世，媽媽心臟又不好，現在最好別告訴她。」

我實在無法想像，獨自面對這樣大的危機會有多難過。等了幾分鐘，手術室護士出來帶她進去，麻醉醫師給她灌了些氣體，她的痛苦便結束了。

打從她抵達醫院的急診室到這時候，一共才過了五十分鐘，這是英國醫學界最優良的表現！英國系統雖則一方面陷入太多的繁文縟節官樣文章裡，但同時他們卻避開了綁手綁腳、讓美國醫學界施展不開的法律問題。在美國，沒有經過客觀診斷——像磁共振或斷層掃描等——便將病人送去動手術，一旦出現什麼差錯便等著挨告好了。是的，蓋瑞也在沒有脊髓攝影的情況下替比利動刀，但這種幸運情況是絕無僅有的。如果在美國，麻醉醫師甚至不會願意替愛麗斯做麻醉，因為她才剛吃過早餐不久；而美國醫院的手術室大概也早已排滿了檔期。但在倫敦呢，偉大的肯寧翰先生話一出口，所有事立刻成真。

手術室裡，肯寧翰先生和他的註冊醫師將愛麗斯的頭部放好，用消毒肥皀洗刷她的鼻子和嘴巴。腦下垂體是胚胎時期鼻咽道裡留下來的一個「遺跡」，埋在顎骨上面。神經外科醫師利用顯微鏡及其他相當長的工具通過鼻孔穿到腦下垂體腺那裡。由於要通過蝶竇，因此這個手術有個繞口的名稱，叫作「經蝶骨腦下垂體切除術」。

這種手術乃是二十世紀初在波士頓行醫的外科醫師庫興首創先河的，可能是神經外科各手術中最詭異的一種了。首先，醫師在病人上唇裡面切進去，將臉皮翻起來，讓通往鼻孔通道的部位顯露出來。接著敲開鼻中隔，讓它歪在一邊，再將撐開器從鼻子通道中伸進去，一直伸到頭殼的底部，蝶竇被切除掉之後，腦下垂體室的基底便可被鑿開來。

當年庫興在嘗試這個做法時結果不理想，後來放棄了，改用一般從頭部由上而下的方法，而不是經由鼻孔由下而上的方式。就算庫興是個技術最棒的神經外科醫師，但當時他沒有顯微鏡、沒有光纖照明器具，因此無法保證手術的安全。後來，加拿大的哈迪（Jules Hardy, 1932～）和他的同事們在一九六〇年代重新嘗試這種手法，採用顯微手術，輔以手術中X光術，克服了庫興碰到的困難而成效顯著，很快地這就變成了標準手術程序。

當下，肯寧翰熟練靈巧地切進去愛麗斯漂亮的臉，不到一小時的光景就通到腦下垂體。

它在螢光幕上看起來是藍色的，好像繃得很緊。肯寧翰讓尖尖的顯微手術刀在腺上快手一戳，稠稠的瘀血和化成了膿似的黃色腫瘤倏然湧出，被吸進早等在那兒的抽吸器裡。肯寧翰再花了數分鐘東探西看，確定所有的腫瘤及瘀血都被吸走之後，才滿意地結束。重整臉孔的工作，就落在註冊醫師身上。

手術後只不過數小時，愛麗斯的視力便回復正常。她臉上大大的笑容已說明了一切，根本不需要什麼正式的視力檢查了。手術後三天，她鼻孔上的包紮全拆去，手術後第五天便出院回家，面容美麗一如既往。她媽媽從頭到尾都不曉得女兒曾經與悲劇短暫共舞過。

愛麗斯出事的那一天，我奉命去找肯寧翰時，在他辦公室裡看到牆上有一塊木頭，上面刻了一句如先知宣道般的話：「有些時候手術確實能幫得上忙。」

愛麗斯回家後不久，我也回美國去了。但回家後被分派到的，是在兒童醫院工作。在那兒，很多時候手術也無法幫得上什麼忙。

第十章

瑞碧卡和她的小兔子布偶

我走到病床前，看著她的小臉蛋，她也看著我。

停頓了一下，她突然笑起來——儘管笑容有點扭曲。

她的眼睛睜得大大的，很高興地轉著頭，

努力掙扎著要抬起一雙已癱瘓的手來抱我。

她很高興看到老朋友！

那天晚上，我陪著瑞碧卡和她的小兔子，陪了很久。

回到美國之後，我被分派到學校附近的一家兒童醫院，在小兒神經外科裡繼續學習。我們神經外科住院醫師都很不喜歡被派到小兒科，原因甚多。半夜裡臨時需要替哭鬧鬼叫的小嬰兒抽血，一邊還要忍受小孩的媽媽在旁尖叫：「你害死我小孩了！」還只不過是其中之一。從不同的角度來看，這地方倒真有個賣點：至少它不是疼痛部門。

兒童神經外科的內部裝修，看起來比較像是教學節目《芝麻街》的廣告而不像醫院。每面牆壁上都是「大鳥」和「恩尼」的畫像，居高臨下地，簡直是《一九八四》裡老大哥的布娃娃版本。病房的中央部分是診療室，比較簡單的療程都可在這裡完成。房間內四處都是布偶娃娃，好像它們真的能夠撫慰躺在手術台上等著挨針的小孩似地。有一次，也是在替一個小嬰兒抽血時，實在是太困難了，我禁不住頭一直撞向掛在燈上的一個填充玩具。小嬰兒不住地尖叫，我快要發瘋了，一手把玩具抓下來往牆角用力丟過去，大吼了一聲：「去你的餅乾怪獸！」

走廊上，則是一排聲名狼藉的「搖椅」，小嬰兒一個個放在椅子裡，從早搖到晚。有一次，其中一個小孩嘔吐了，護士居然大膽無恥地呼叫我，要我看看嬰兒為什麼嘔吐。「讓我把你放在搖椅裡搖兩個鐘頭，」我鄙夷地譏笑他們，「看看你的午餐還有多少能留在肚子裡。」

小孩的哭聲可以深深穿刺到你的骨子裡，讓人心神不安，完全不只是看聲音大小而定。而生病中的小孩哭泣聲呢，就更是恐怖了。艾力克對此有一套很好的觀察：「記住，當你替兩個月大的傢伙抽血時，他完全不明白這只不過是個簡單的療程，而以為你想謀殺他！他會扔掉你的計量儀，什麼都要拔掉！」

在小兒科待了三星期之後，我遇見瑞碧卡。瑞碧卡只有六週大，是一對農村夫婦的獨生女兒。那天早上，一家小診所將瑞碧卡轉介到我們急診室，想要我們找出她懨懨無力、嘔吐和體重無法增加的原因。急診室的小兒科大夫替她拍了張電腦斷層掃描，結果顯示，在她的小腦裡有個腫瘤。當天神經外科剛好是我值班，因此被請去安排她住院，做更進一步的檢查。

我在急診室的石膏房找到瑞碧卡和她的父母。石膏房是個小不楞登的房間，原本是替骨頭出問題的人打石膏的地方，但也用做病人住院前的等候室。小嬰兒身上只包著尿片和穿了一件髒T恤，窩在媽媽大腿上，嘴裡含著奶嘴，十分侷促不安。她的父母，則都穿著舊舊的厚棉布衣服，兩人年紀都不會超過二十歲。父親不住地踱著方步及抽菸，母親則靜靜看著地板，蒼白的臉龐邊垂下來直直的、褪色的頭髮。

瑞碧卡的外貌使我十分震驚。她的頭大得畸形，像個巨型圓球般掛在一個小小身軀上，搖搖欲墜；頭皮由於被過度撐張，因此薄得像白瓷一樣，藍色的靜脈網絡清楚可見。皮下注射針管插在其中一條靜脈裡，用一條膠布固定著，膠布上的圖案也是「大鳥」。她的皮膚好像羊皮紙般粗糙，而胸腔則腫脹起來，眼球往下斜視，以致只能看到水藍色的兩小片。總而言之，她那眼白占了大半的眼睛、骨瘦如柴、皮膚皺皺的身軀加上一個大頭顱，使瑞碧卡看來像一隻昆蟲——典型未經醫治的嬰兒腦積水症狀，情況十分可憐。

腦積水（hydrocephalus）這個字源自希臘文，直接翻譯的話，是「水腦」的意思。水腦的成因，乃是因為腦子裡腦脊髓液的流動被堵住了。腦脊髓液的作用是滋潤神經的纖維組織，也有點防震作用。我們的腦子每天都製造一品脫的腦脊髓液，經由很多腦室及細微通道流到神經系統的各個部分，最後流回去腦部的表面，被靜脈吸收去。

腦脊髓液的製造是無休無止的，是一個只開不關的水龍頭，任何堵塞都會形成積水，增加腦壓。很多種疾病都會導致腦積水，例如因得了腦膜炎而分泌出來的惡毒膿漿，就會堵塞住腦脊髓液的滲透管道，跟剩飯剩菜裡的油將洗碗槽排水口堵塞住一樣。又例如某些子宮內的感染，包括細胞巨化病毒及弓漿蟲等，在胎兒腦內的細孔留下一些疤，因而形成一種先天性的水腦症。

瑞碧卡的腦積水，乃是由於第四腦室——腦部最主要的排水管道——被堵住。罪魁禍首是位於小腦裡面的一個腫瘤。

成年人的頭殼已完全發育成熟，整個都是堅實的骨頭，因此假如出現積水，腦子就被夾殺在水壓愈來愈高的液體以及頭殼之間。小嬰兒的腦殼則完全相反，是十分柔軟的，乃是由很多片薄如蛋殼的骨片組成，一片跟另一片靠纖維性質的囟門連起來，囟門也就是「比較軟的地方」之意。大自然原先的設計，是隨著腦部的成長，頭殼也慢慢的擴大，因此嬰兒的頭殼對愈來愈多的積水是毫無抗拒的，如果置之不理，小孩的頭部會像氣球般漲大，大到簡直是不成比例，腦袋變成一個半透明的水球。

小孩得水腦算是滿平常的事情，不過近代的醫療技術——像植入塑膠分流導管等手術——早已讓這種「巨頭」狀況銷聲匿跡，然而在某些農村地帶，由於醫療資源不足，沒被好好治療的水腦依然存在。約莫每年會有一個頭型詭異恐怖的小孩被送進我們醫院，送進來的時候都是放在一輛手推車上，好像在運一個巨大的哈密瓜似地。這些小孩都變得像好萊塢電影裡的外星人而不像正常人，額頭突出，臉孔被擠成一堆。

水腦會損害到腦內控制眼睛的機制，使虹膜往下移，造成病人好像一直往下凝視的樣子，這種狀況稱作「落日」現象，因為只有虹膜的上面一小部分還露出來。此外，腦部的嘔吐機能也因為受到擠壓，而發出嘔吐的信息，病人因此不停地吐，以致脫水。瑞碧卡的父母就是因為她不停地吐奶，才終於尋求醫療協助。

事實上，瑞碧卡的變形還不是無法挽回的——至少還未到那種地步，但她的麻煩很大。我盡己所能，以最專業的態度向她的父母說明現況。

「霍遜先生、霍遜太太，我是佛杜錫克醫師，是神經外科的，」我挾著瑞碧卡的X光片資料夾，一邊走進房間一邊自我介紹。結果我的自我介紹引來更多的疑惑眼光。

「神經外科？」霍遜太太問。

「我們又被稱為腦外科醫師，」我說，企圖澄清「神經外科」這個名詞。很明顯對他們而言，這是個十分陌生的名詞，但其實我很不喜歡「腦外科醫師」這個標籤，因為它只會帶來許多愚蠢的聯想。

「腦外科！我們為什麼要看腦外科？」霍遜太太哭了起來，將女兒抱得更緊，好像堅決不讓我碰她女兒。這家人一點都不懂發生了什麼事——還沒有人跟他們提到過掃描的結果。

「你們女兒——瑞碧卡是不是？——掃描的結果顯示她長了個東西，在腦部長了個東西。這是為什麼她不住地嘔吐。」「長了個東西」是個很好用的說法，比「腫瘤」或「癌」要好多了。

做父親的用他風霜殘舊的靴子將菸蒂踩熄。「長了什麼東西？」

「一小塊東西，在腦的後部——這裡，」我解釋，摸著瑞碧卡瘦小的頸背，「約莫像一顆葡萄般大。」

食物是用來形容腫瘤大小的常用量尺。因此腫瘤像葡萄般大，像核桃、雞蛋、香瓜或橘子般大。這是個滿可怕的表達方式，但用食物做比較，你可得出一個粗略的預斷——一個大胸腔內有個哈蜜瓜大小的癌，不會比只有豆子般大小的癌的人活得更久。一般說來，「葡萄般大小」的腦瘤並不是太危險，但這樣的大小已足夠殺死一個小嬰兒。

「這也許是良性的，」我繼續說下去，「良性的話我們可將它完全弄走，又或者是我們……呃，沒辦法完全切除的。」我就是說不出「惡性」這字眼，至少在第一次跟病人或病人的父母親說明時，我無法用這種字眼。很多人一聽到「惡性」便昏倒。但其實我的冷靜是騙人的，我很清楚嬰兒得的腦瘤差不多總是惡性的。

我想辦法哄霍遜太太說出瑞碧卡短暫的病史。霍遜太太懷孕期間一切正常，瑞碧卡生下來頭一個禮拜也很正常，之後開始嘔吐，家附近的一位小兒科醫師推測是食物適應不良所引起，建議他們換奶粉。這方法只有一、兩天的有效期，不久她又開始吐。

出生後一個月，瑞碧卡的體重比她出生時還要輕，頭愈變愈大，身軀卻愈來愈細小。由於霍遜先生正在失業沒有健康保險，因此他們停止帶小孩去看醫生，而嘗試自己想辦法處理，餵小嬰兒草藥茶、威士忌酒加水、橘子汁、薑汁——任何他們猜想瑞碧卡能喝下去不再吐出來的東西，但全都沒有用。等瑞碧卡因脫水而昏迷之後，他們才終於帶她來找我們求救。

檢驗過小孩之後，我跟還處在極度震驚狀態中的霍遜夫婦咕咕噥噥地說了些安慰鼓勵的話，趕忙走出石膏房，打電話給負責這件病例的主治醫師威爾森。

「瑞碧卡得的是腦瘤，在小腦裡、橫向、有顯影，大概兩公分大，」我一邊講電話，一邊高舉X光片，藉著天花板上的燈光來照明。「很嚴重的腦積水、有日落現象。必須趕快替她動手術。」

「是呀，聽來的確如此，」他回答道。隔著電話聽到他翻弄紙張的聲音。「明天我沒空，將她排在星期三吧。也許要用顯微鏡，也許不用……安排腦幹激發電位測試吧。你說她多大了？……六週？不妙，很不好，鐵定是ＰＮＥＴ。」ＰＮＥＴ為「原始神經外胚層腫瘤」（primitive neuroectodermal tumor）的簡稱，換句話說，腫瘤由發育腦神經元（即腦神經細胞）的胚胎組織所生成。

回到石膏房，瑞碧卡正在哭：不是那種穿透入骨、健康嬰兒所發出的哭聲，而是十分虛弱、腦部出了問題的初生嬰兒才會發出的小貓叫聲。霍遜太太的眼睛同樣又紅又腫，顫抖的手忙亂地伸到瑞碧卡嘴巴裡，以替代被她弄掉的奶嘴。過去六星期以來，她可能就是用這個方法來安撫一直都吃不飽的小孩，這大概也是為什麼她明顯地睡眠不足。

「現在我帶你們上去神經科病房。威爾森醫師是瑞碧卡的主治醫師，稍後他會跟你們說明。我們今天不會再做什麼治療了，除了繼續給她打點滴以及打一點類固醇，這會讓她舒服點。」

看了看手錶：午飯時間。我也沒什麼其他要跟他們說的了。我走出房間，讓他們留在那裡。兩個青少年和他們垂死的女兒。

＊　＊　＊

我們的手術目標，主要是希望替瑞碧卡拿掉腫瘤之後，腦積水的情況會改變，此外就是要證實腦癌這個診斷。假若腫瘤拿掉但積水依然嚴重，那麼就需要植入永久性的分流導管了，分流導管的做法，是將一條細塑膠管置於皮膚下，將多出來的腦脊髓液導到腹腔去。

替小嬰兒動腦部手術經常演變為一場惡夢。成年人的腦子就已經像一團凝膠般軟綿綿的了，小嬰兒的腦子比這更軟！腦子的堅硬度，全靠腦組織內的髓磷脂。出生三或四個月之後，人體開始製造髓磷脂，直到大約二十五歲神經系統達到成熟階段為止。有一個神經解剖學的教授曾經向我大發議論，說二十一歲的年輕人不該這麼快就有投票權，因為他們連腦袋都還沒「長齊全」。

六週大的時候，還沒有髓磷脂的腦子就好像一碗濃濃稠稠的湯般，手術中一個不小心，抽吸器都有可能將它吸走！雪上加霜的是，在成年人的腦袋中，神經線大約像鉛筆芯那麼粗。在小嬰兒的腦裡呢，神經線都只比蜘蛛網絲粗上一點點而已。

替小嬰兒動手術，還要面對其他問題。流失掉一點點的血——甚至都不夠弄濕一塊棉花球，卻已足夠令小孩休克。更糟的是，小嬰兒很容易陷入致命的體溫過低狀態，因此手術房內室溫要保持十分高，甚至連皮下注射的藥水都要保持在恰當的溫度，以免他們的身體被過度冷卻。所有這些困難，其實都有一個達爾文式的解釋：大自然並不希望生了病的小嬰兒靠動手術繼續活下去，大自然認為他們應該被埋葬起來。可是，人類的文明進展逐漸不理睬「適者生存」的法則。我們希望每個小孩都能活下來。

星期三，威爾森醫師和我如期將瑞碧卡送進手術室。完全被麻醉後，我們將呼吸管插進她喉嚨裡。她的身體都被錫箔紙包起來，以保持體溫。用錫箔紙包起來的處理方式，使這些生了病的小嬰兒有個好玩的綽號：三明治。

由於她的腫瘤位於後腦，我們將瑞碧卡翻過身來趴著，臉部靠在一個馬蹄型的承托器上。假如她是成年人，我們就會改用一個名為米費爾（Mayfield）承托器的工具，將病人的頭鉗釘住，懸在半空中。馬蹄型承托器其實就是枕頭的另一版本。但如果手術要很久才做完，承托器還是會刮破臉皮，造成水泡、瘀傷甚至在臉上留下永久性的疤痕。但另一方面，嬰兒的頭殼骨太薄了，還不能用米費爾承托器，因此，馬蹄型承托器儘管有其風險卻是無法避免的。

長時間手術會造成皮膚潰爛或長瘡此一事實，正足以說明被麻醉和單純睡著了之間的分別在哪裡。在睡夢中，每小時我們都會變換一下姿勢和位置，以免身體任何一部分長時間受到壓迫。假如手或腿由於姿勢不良而受傷了，便會出現麻痺或疼痛，迫使我們挪動一下，甚至醒過來。而在腦部手術進行期間，類似的動作卻十分危險，可能引致醫師手一滑而釀成悲劇。為了安全起見，我們必須將病人麻醉，確保他（她）很多個小時都不會亂動。其實如果事前知道手術需要動很久，我們就會特別小心安排病人的睡姿、在他們眼睛內塗上軟膏、用軟海綿將點滴針管好好覆蓋住。

安置好瑞碧卡之後，我拿起剃刀，將她軟軟細細的頭髮刮下來。這部分的工作跟實際要做的手術同樣地需要技巧，因為小嬰兒的頭骨只有數公釐厚，一個不小心剃刀就切到骨頭裡了。

威爾森每次都會數著住院醫師替病人剃頭髮時留下多少個切痕，每個收二十五分，等你受訓完畢時，一整筆錢存在住院醫師研究基金裡。替瑞碧卡剃這次頭花了我一塊錢美金，但我沒犯什麼大錯誤。

小嬰兒要動手術的地方在腦幹附近，在脊髓的頂部，腦幹是腦部的電話總機，也是十分容易被損毀的部分。手術期間，我們需要監視它的功能有沒有受到損害，監控的方法是利用瑞碧卡的聽覺。

聲音的傳遞，是經由聽覺神經再通過腦幹到腦子去，這是為什麼聽覺可被用做衡量腦幹受傷程度的測量儀。當然，不管是否被麻醉，小嬰兒都無法告訴醫師他們聽不聽得到，因此必須使用電子方式來進行測量。

實際的做法，是先將一副小小的耳機貼在病人的耳朵上，耳機發出清脆的「卡嚦、卡嚦」聲音。聲音透過耳朵傳入，經過腦幹跑到大腦，即腦袋會「思想」的部分。另外，在病人頭頂負責聽東西的區域，貼上電極。當「卡嚦」這個訊號抵達時，神經生理專家就能夠偵測到隨之而出現的腦波電壓——就算我們睡著或被麻醉都沒問題。利用手術房裡的電腦，專家計算出聲音從耳朵到大腦所需的時間，如果太久，就表示手術已傷害到腦幹或者是聽覺神經。

當天我們的神經生理專家是巴布。巴布個子小小，留了一把鬍子，擁有電機工程博士學位、醫學博士學位——以及一條馬尾巴，他看起來活脫脫就是從六〇年代走出來的人。手術進行期間，他會坐在螢光幕前盯著上面出現的電波圖形。他一發出警告，我們立刻要矯正某些可能傷害到病人腦幹的動作，以免傷害無法挽回。

巴布忙著將電極縫到瑞碧卡頭上以及將耳機塞到她的小耳朵裡的同時，我們跑去將手洗刷乾淨，抹肥皂時大家都一片靜默。透過窗戶，我靜靜地看著護士在瑞碧卡不幸的頭上塗消毒藥水。來這醫院沒幾個禮拜，我已經對小兒神經外科深惡痛絕了。每次動手術之前，腦海中都會浮現笑容滿面的小嬰兒被慈祥祖父抱著的景象。每個小嬰兒都是懷裡的歡樂。那些小孩都不應出現在這裡。

十五分鐘後，威爾森醫師將他的十五號手術刀切到瑞碧卡頭皮裡；房間內抽吸器尖聲哭喊著。當他在瑞碧卡頭上正中切開了一個長四吋的切口時，我立刻在皮膚切口處放上一個塑膠夾子，暫時止住裡面要往外流的血。接著我們用電燒刀切開後腦及脖子上的肌肉，使頭殼和頸骨部分暴露出來。電燒刀的熱度使肌肉發出嘶嘶聲，烤熟人肉的味道瀰漫在空氣裡，很多醫學生就被這味道嚇得頭暈眼花。看到骨頭後，我們用一個鉗子將傷口撐開。然後，我們在瑞碧卡薄薄的頭殼上鑽了一個小洞，用較粗的剪刀切割開一個「顱骨窗口」，以打開後腦窩。可以看到裡面亮晶晶的白色硬腦膜在跳動。

接下來是切開硬腦膜，探看小腦。但在這之前我們再鑽了個小洞，位置就在顱骨窗口上方，將一條暫時引流管插進去，通到已經膨脹不堪的腦脊髓液腔裡。在自身的壓力之下，腦脊髓液立刻汩汩流出。終於，我們完全準備好探看腦袋了。助理護士替我們戴上高倍數的放大鏡眼罩。

威爾森用一副長長的鑷子抓住硬腦膜，另外拿起尖刀輕輕地刮下去，直到看到粉紅色的腦部表面。然後，我們再用一把尖尖的剪刀將硬腦膜的缺口擴大。

「腦幹激發電位有改善，」巴布輕柔地說。五彩繽紛的各式電線，像義大利麵條般把他圍住。腦脊髓液排出來之後，瑞碧卡腦幹承受的壓力當然減輕了不少，但改善恐怕只是短暫的空歡喜。

硬腦膜剝著剝著，腫瘤現身了，它比周圍的腦組織硬，顏色是深粉紅色，有些地方甚至接近紫色。要命的是，它跟硬腦膜緊連在一起，我們刮掉硬腦膜時，腫瘤表面流下來一絲絲的血，活像河流的小分支。

「止血棉，」護士端出一個閃閃發亮的不鏽鋼盤子，裡面放了大小不一的棉花方塊，每塊棉花都有一條長長的綠線。止血棉的作用，是防止我們的抽吸器一不留神吸到瑞碧卡的腦子裡，綠線尾巴是提醒我們棉花團的存在，手術完畢縫合傷口之前要全數拿走。

威爾森右手拿著鑷子，夾起半吋大小的止血棉，左手利用抽吸器尖端部分將棉塊推到腫瘤和正常腦組織之間，將腫瘤團團圍住，他要製造的是一個「面」。如果腫瘤是良性，它跟正常組織之間會有一個明顯的分界面，用止血棉將它團團圍住之後，常常腫瘤會探出頭來，方便切除。

但假若腫瘤是惡性的，那麼癌就深深侵入到正常組織裡，完全沒有明顯的分界面，瑞碧卡的情況正是如此。當我們嘗試將腫瘤從腦組織分開來時，紫色的瘤塊散裂開，血流得更厲害。我們拿起其中一小塊碎片，放到小塑膠杯中交給護士，以便做「冷凍切片檢查」。病理醫師會先把它冷凍，再透過顯微鏡判斷腫瘤的惡性程度。

現在，止血棉全泡在血裡了，傷口處還不斷有血流出。我們拚命用抽吸器吸走腫瘤塊，希望這樣做有助於止血，但很不幸地，結果只做成一個更深的洞，紅紅的血繼續湧出。我看了一下心電儀，瑞碧卡的心跳逐漸加快，這是失血的徵兆。

護士呼叫麻醉醫師，請他趕過來。

「有麻煩？」威爾森問。

「她的血壓在下降。」

「這裡有沒有血袋？」

「沒有。」

「去拿一些。」他面容嚴肅地說，同時塞了一大塊棉花進去血流不止的傷口，「而且將血弄暖。」血流得比我們的動作快。

「腦幹激發電位，左邊延長千分之二秒，」巴布說。聲音訊號延遲千分之二秒才能通過左耳傳到腦裡，這是腦部受損的第一次警告。

威爾森搖搖頭。「糟了！」

一堆的止血棉的確讓流血減慢，可是因此而加在腦幹的壓力卻又危險萬分。如果拿掉，瑞碧卡可能失血過多致死，留在那裡卻可能引致腦幹受損，結果是永久性的失聰或癱瘓。

「去他的激發電位。棉花再留在那一會兒，等他們拿血來再說，」威爾森輕聲告訴我。幾分鐘過去了。

「血在哪裡？」威爾森不耐煩起來。

「左邊電位慢了千分之四秒，波形慢慢變平了，」巴布喊，角落傳來的聲音宣判著瑞碧卡的劫數，「右邊現在也慢了千分之一秒。」瑞碧卡的腦幹跟巴布的電腦哭泣，懇求援助。

威爾森醫師嘆了一口氣，拔掉所有的棉花塊。血重新再流，但緩慢下來了。我抓起雙極電燒器——它有一副長長的鑷子，接到電池上，利用電熱來使破裂的微細血管凝封——在血泊裡找到還在流血的血管便攻擊它，將它燒死。

手術室房門打開，一個個子小小、矮矮胖胖的人走了過來，身上套著紙質工作服。這是病理醫師。

威爾森醫師跟他打招呼。「你看怎麼樣？」

「這是個多形性、高密度細胞、侵略性十足的……大概是PNET。」

「是呀，我們也這麼猜想。」

「看來你們麻煩大了！」病理醫師看著纏在一堆、掛在傷口邊緣的止血棉尾巴，臉上的笑容隔著口罩都看得出來。

「這真是個大麻煩，」威爾森說，轉回去看著傷口，「但我們有辦法處理的。」

「我相信你有辦法，」病理學家走向房間，回過頭來說：「但這些狀況總讓我想起，為什麼我寧願處理死人。」

我們靜靜地工作，吸走腫瘤的碎片，止血，再弄走更多的腫瘤。威爾森繼續追獵癌塊，深入瑞碧卡的腦內，深入追獵到的，是悲劇。

瑞碧卡長的是癌。癌症的標準處理方法，像使用放射線或化學治療等，全都不能用在小嬰兒身上。放射線的照射肯定會危害到還在成長中的腦細胞，使瑞碧卡慶祝一歲生日之前便成植物人。我們唯一可用的武器只有動手術，盡量除掉癌塊，能切除多少便切除多少，這是她唯一──雖然機率很低而且風險高──可能渡過難關的方法。她已陷入血壓過低、體溫過低的狀況，而且心搏過速（只差一步心臟就會停頓），但我們仍然勇往直前。

「他媽的！」威爾森手停了下來，終於忍不住大喊一句。我探身過去窺看切除腫瘤後留下的窪洞。裡頭腦脊髓液冒出來形成一個小湖，斷掉的透明神經線飄浮在那裡，像幾條海草般。他已經挖穿了小腦部分，直通到腦幹的周邊，各腦神經線在這裡分道揚鑣，繼續通到耳朵、臉和喉嚨去。某些神經線被砍斷意味著瑞碧卡可能再也不能聽、吞嚥或呼吸。勇猛地切除腫瘤是一場賭博，而我們輸了！

「左側激發電位全沒了，」巴布說，電腦只不過證實了一些我們看也看得出來的損害。左邊的聽覺神經全斷了。

威爾森放了一塊止血棉進傷口裡，斜眼看著懸掛在看片箱上的電腦斷層掃描片，讓自己鎮定下來。很久很久，他一動都不動。往後，我也體會到在手術中嚴重傷害到病人之後，那幾分鐘內所感到的痛苦。在那些時刻，隨後要面對病患家屬的恐懼、是否應該轉行的慌亂想法、律師的身影——剎那間全在心裡亂舞。

「手術止血纖維，」他終於動了一下，要護士拿手術止血纖維給他，那是用來填充傷口的柔細網狀纖維。一切就此定案：腫瘤繼續留在瑞碧卡的後腦裡，威爾森對這件手術什麼胃口都沒有了。PNET沒完全被切除，幾條腦神經線受損，瑞碧卡已真的回天乏術。手術室外面的一個小房間內，煙霧瀰漫，小女孩的父母和祖父母正在等待好消息，但他們永遠等不到，瑞碧卡也永遠無法參加成年舞會了。我們將傷口填好縫好，大家都再沒開口說一句話。

威爾森和我將瑞碧卡送到恢復室。她還在昏睡，嘴裡插著呼吸器。她手臂「去大腦強直」地動了幾下，證實了我們心裡的最大恐懼：她的腦幹真的被傷害到了。「去大腦強直」，指四肢強直反射運動，大腦無法指揮，腦幹還活著，但功能盡失，極可能成為植物人。

＊　＊　＊

我們請瑞碧卡的家屬到會議室，這裡比較隱秘，不像家屬等候室裡擠滿了人。我找了個角落坐下，威爾森向他們報告現況。電視劇裡的人聽到壞消息時總是呼天搶地，但在現實人生中，壞消息會造成的，只是震撼人心的靜默。家屬幾乎立即就豎起所有不願面對現實的防護網。

「瑞碧卡得的是稱為『原始神經外胚層腫瘤』的一種致命腦癌，」威爾森沈靜地解釋，「你們大概記不住這個名稱。重點？這是無法完全切除的，而由於她只是個嬰兒，我們無法再給她進一步的治療了。」

「小嬰兒怎麼會得到癌症？」瑞碧卡的祖母問，音調近乎歇斯底里。

「那是先天的，」威爾森說。「小嬰兒和孩童長癌其實是常有的。」

「她會變成智障嗎？」做母親的哭起來。「她能像其他小孩一樣進學校念書嗎？」

祖父母坐在椅子裡，不安地挪動了一下。儘管他們沒受過多少教育，但他們比霍遜太太更明白發生了什麼事。威爾森欠身、靠近霍遜太太的臉，手放在她手臂上。

「霍遜太太，」他語氣溫柔但堅定，目光正對著她，準備投下炸彈，「瑞碧卡不會進學校念書了，她連滿週歲的派對也等不到，她根本不能出院。瑞碧卡大概活不了多久了。」

「不，不，你弄錯了，她是個強壯的小女孩。我知道，因為她在我肚子裡時踢得像頭騾子般……」她哭得更厲害了，頭伏在會議桌上。「……她的藍眼睛是那麼漂亮……媽媽，請告訴我我的小女孩不會死！」

瑞碧卡的父親坐在我對面的角落。他彎著背，手肘抵在膝蓋上，左手香菸煙霧裊裊，眼睛看著地板，從頭到尾一言不發。房間裡靜默得令人不安，打破沈默的只有瑞碧卡母親的低聲飲泣。

「我們稍後再談吧。」威爾森突然站起來，走向門邊，我緊隨在後。祖父也尾隨著我們走到門外，他太太則留在會議室裡安慰女兒。

「醫師，可以跟你談一下嗎？」

我們關上會議室的門，走到走廊另一端確定他們聽不到的地方。

「她還有多久？」

「這很難說……幾個月……」威爾森回答。「她手術後還沒完全醒過來，但恐怕她受創甚深，有可能出現局部癱瘓，甚至根本再也醒不過來。」

「我們能不能帶她回家？每次從家裡開車來都要開很久，而他們甚至連車都沒有。」

「我想她不能回家了。也許我們可以將她轉送到你們附近的醫院，但由於目前她需要各種的醫療設備而我們已開始照料她，另一家醫院可能不會願意付錢再收容她。我知道這聽起來很殘忍，但也許她只能待在這裡直到過世那一天了。」

老人家低著頭，不想讓我們看到他盈眶的熱淚。「我們應該怎麼辦？」

「霍遜太太也許還未跟小孩建立起很深厚的感情。你女兒還年輕，有很多時間淡忘此事，再生一個小孩。我的建議是你們都先回家，而如果你們全都不再回來，我們也會了解。」

「不再回來？」

「這小孩已經沒有將來可言了，為什麼要看著她受苦和死亡呢？回家吧。」

* * *

瑞碧卡倒是終於醒過來，但差不多全癱瘓掉，兩腿紋風不動，手臂也只能微微地動。她還是不能吞嚥，餵她時會嗆到。數星期後我們在她脖子上做了氣管造口，也做了胃造口，直接餵食至她胃裡，還在她腦部植入分流導管。

霍遜太太偶爾來看看瑞碧卡，但永遠不能抱抱她，沒辦法餵她。她最難過看不下去的，是當護士將抽吸管從小孩脖子伸進去，吸走溢流到肺部裡的牛奶的時候。由於喉管洞口就在聲帶之下，因此瑞碧卡無法發出任何聲音。她微張著嘴，無聲地哭泣。

終於，一家人都採納了威爾森醫師的建議。瑞碧卡的媽媽也停止來醫院看女兒了。瑞碧卡變成醫院五樓小兒神經科病房所有人的工作。護士輪流照料她，頻密換班，以免對這個沒有未來的小孩生出母愛之感，甚至威爾森醫師巡病房時也不來看她了。大家餵她、替她洗澡及翻身，我們在她病房裡放了個收音機，病床上空懸掛了一個芝麻街的布偶娃娃。她的生命，變成一種疏離式的照護工作，在紅塵俗世中飄浮著，但沒有任何人際關聯，不想看到小孩纏綿病榻的都跟她保持距離。但不曉得為了什麼，我還是每天跑去看她。

瑞碧卡・霍遜對這個以死亡來迎接她的世界做出回應：她拒絕就此死去——至少，比任何人想像中的要久多了。

＊　＊　＊

好多個月過去，瑞碧卡的臉變得圓圓的，臉頰上出現酒窩，還長了一頭捲捲的頭髮。她會對著布偶娃娃笑，沒氣沒力地拍打它。雖然她還是無法獨立吞嚥及呼吸，因此喉管及呼吸系統都不能拿掉，但她真的成為一個人了，那個曾經把我嚇壞的怪異小嬰，居然蛻變成一個漂亮小寶貝。

巡病房也變成了娛樂時間。我會搖一個嘎嘎作響的玩具或者是她的兔子布偶——她媽媽送她的唯一禮物——一邊聆聽著儀器的呢喃聲，記錄下所有生命的跡象。慢慢地我開始有種揮之不去的憂慮，害怕瑞碧卡離開這世界離得不夠快，害怕她長到幾歲大，充分領略到這世界是怎麼回事，卻才要離去。

滿嘴道德的人以及主張刪減經費的人會說，拿個枕頭蓋在瑞碧卡的喉管洞口上是對她——和對社會——最好的做法。到這時候，花在瑞碧卡身上的醫療費用已高達五十萬美元了，就一個垂死嬰兒來說，這是一筆十分龐大的成本。她的死亡將會是滿痛苦的，很可能死於肺炎。但講道德的人和主張刪減經費的人，如果看到瑞碧卡，或許也會改變想法。儘管她的身體被困在病床上，然而，當她對著小兔子笑時，她絲毫不像個企盼死亡到來的人。

之後，我在兒童醫院訓練期滿，回到成年人的醫療世界，但偶爾晚上難得平靜沒狀況時，我會偷偷跑回去看看瑞碧卡。她撐了九個月，然後滿一年，開始說些單字，躺在搖椅上，藍色的氧氣管也在旁搖來搖去。她的芝麻街布偶娃娃慢慢殘舊褪色，小兔子上沾滿她吐出來的食物。她的家人呢，雖然有被告知她的進展，但仍然堅決不移，假裝她已經過世。

＊ ＊ ＊

離開兒童醫院之後，我被分派到ＶＡ醫院，待了六個月，慢慢不太清楚瑞碧卡的狀況，而這時她應該已經有一歲半大。有一天黃昏，我在醫院餐廳吃晚餐，突然看到艾力克走過。艾力克當時是兒童醫院的住院總醫師。於是我問他瑞碧卡是否安好。

「不，她終於不太行了。我們猜想，她的腫瘤又復發。」

「有替她掃描嗎？」

「為什麼要掃描？再替她動手術嗎？」

他說得很對。早在替她動第一次手術時，我們就在等這一刻出現！不過，這消息還是叫我失望萬分。

應該回家了，但我卻逛呀逛的逛到五樓去探望瑞碧卡。有六個月沒看到她了，有點好奇她現在長得怎麼樣，她又能做些什麼動作。

已經晚上了，整層樓都很安靜。經過護理站時，我揮揮手，跟一些熟面孔打招呼，安靜地踱向走廊的另一頭；瑞碧卡的房間就在這邊。進入房間之前，我站在門外，透過窗戶往內看。

芝麻街布偶娃娃不見了，收音機已換成電視機。電視機是開著的，正在播映《MASH》影集，音量關掉，房間內只聽到呼吸器有規律的嚦嚦聲和嘶嘶聲。

瑞碧卡呆呆的瞪著螢光幕，臉龐比我記憶中蒼白，眼皮也較前厚重，眼睛又開始往下挪，黑眼圈一圈圈地。她的左嘴角往上歪，無疑地是由於臉部麻痺的關係，酒窩也因此成了犧牲品。

我走到病床前，看著她的小臉蛋，她也看著我。停頓了一下，她突然笑起來——儘管笑容有點扭曲。她的眼睛睜得大大的，很高興地轉著頭，努力掙扎著要抬起一雙癱瘓的手來抱我。她很高興看到老朋友！

直到今天，這一刻依然深深地、清楚地凝結在我腦海裡，比我醫師生涯裡任何時刻都要來得深刻。在瑞碧卡之後，我照料過成千上萬個病人，結婚、生了兩個女兒，但對其他人來說，我也許永遠不會像那天晚上對瑞碧卡那麼重要，就算其後我繼續過自己的日子，我還是那個只能躺在病床上的可憐小孩生命中很特別的一個人！

那天晚上，我陪著瑞碧卡和她的小兔子，陪了很久。十天後她過世了，那只小兔子和她一起下葬。

＊　＊　＊

瑞碧卡過世後一個月，有一天護士呼叫我，因為瑞碧卡的家屬送了個禮物來，他們希望我親自去看看，那是個瓷做的小女孩，女孩一副笑臉。在瓷像底座題了一行字：「懷念瑞碧卡」。

我對宗教並不特別熱中。事實上，我覺得「帶著癌症出生」這件事本身，就已經很難跟一個「慈悲的上帝」相容不悖。不過現在，在某個地方，瑞碧卡可以在艷陽下歡笑，終於能擺脫掉她的呼吸器和灌食管了。

我的冷酷表面碎成片片。我離開小兒神經外科的樓層，走出兒童醫院的大門。永遠再也不要回來。

第十一章

我害死了查爾斯

主治醫師把我從主刀醫師的位子趕下來，
拿起抽吸器，在傷口周圍察看。
我退縮到副手的位置上，
等待他宣判動脈瘤的撕裂部位，
像個玩棒球不慎打破了窗戶的小孩
等待著父親終究會發現這件事一樣。
我在短短的剎那間，
就從外科醫生退縮為一個小孩。
同一時刻，躺在手術台上的一條命正慢慢報廢。

拿到駕駛執照的最初幾年，開車時我都沒怎麼注意路上的各種危險。保護我這個血肉之軀的，只是一輛老舊生鏽的便宜二手車，但我信心滿滿地開著它上路，內心充斥著年輕人的錯覺，像希臘神話中的阿基里斯般，以為自己是刀槍不入，永遠不死的——直到發生了一件意外，將我的幻覺全戳破，跟刺到阿基里斯足跟裡的矛一模一樣。（編按：希臘傳說中，阿基里斯除足跟外，全身刀槍不入，但後來敵人用矛刺到他足跟，因而死去）。

某個下雪的星期五傍晚，我開著我那一九六七年份的金龜車，從醫院開往雙親家。走在高速公路上時，雪花粉末般飄下，在路面鋪上薄薄的一層，而我還以為車輪胎跟路面間的摩擦力一切如常，我的意思是說，直到車子開到一座陸橋上，我才體驗到鐵橋確實比一般路面凍得快，上面已開始結冰。因此，當車子以時速五十英里碰到橋上閃閃生光的冰層時，我立刻感覺到，破舊磨損的輪胎與路面間再也沒有什麼摩擦力可言；手裡方向盤活像廢了一樣。車尾巴慢慢地往順時針方向擺過去；眼前看到的是橋欄杆，一一晃過去，因為車子已經轉了九十度，與陸橋成垂直，橫著往前滑去。

車子繼續打轉前滑。突然，後面一輛大卡車的車頭燈照得我什麼也看不見，有好一陣子我心內很惶恐，害怕撞到橋上的墩柱。終於，失去控制的金龜車轉完了一整圈，剛巧衝出了橋面，回到比較暖和且摩擦力較強的柏油路面，重新「腳踏實地」，一枝箭似地繼續往前開，好像剛剛什麼事都沒發生過。

但事實上有些事情的確是發生了。儘管我毫髮無損，車子也沒撞到任何東西，從此我對於開車的觀感全改變了。這次經驗教會了我十部駕駛教學影片都教不會的事：車子是多麼容易失去控制，就此死去。許多年之後，我還清楚記得車子在滑動、駕駛盤在手裡溶化掉不見的感覺。那種感覺是前一刻一切都還在你掌握之中，下一秒鐘，活不活得下去全看命運擺布。

那一次我很幸運，上了一課而不用付出任何代價。真希望所有教訓都是像這樣的毫無痛苦。有句美國諺語，意思是讓小孩碰一碰火比告訴他一千次不要接近火要有效多了。不過，如果小孩第一次碰火就給燒死，那這種教育技巧就大大失敗了。在那條鋪滿雪粉的高速公路上，我逛到火裡去，而全憑運氣逃過一劫沒被燒到。

在達到外科醫師的成熟階段之前，我卻逛到信心過強的大火裡，只差那麼一點點，我的心靈便被燒成灰燼。

＊　＊　＊

找到頭顱裡的動脈瘤將它夾起來，在在考驗著一位神經外科醫師的勇氣。雖然說，這項手術絕對不能完全反映出醫師的價值。事實上，一位擅長動脊髓手術但不太知道如何處理動脈瘤的醫師，絕對比一位單會夾動脈瘤卻不懂做脊髓手術的醫師來得價值連城，可是眾多住院醫師仍舊用動脈瘤為尺，衡量各人的英雄氣概。

我們這些學徒究竟在什麼階段「做掉」第一個動脈瘤，以及訓練完畢時一共處理過多少個動脈瘤，在神經科裡是公開的、人盡皆知的統計數字。

考量到這項手術牽涉到的風險，怎樣「做」動脈瘤是一個爭議甚多的話題。「馬克說他跟葛普塔一起做完那個前交通動脈瘤，但其實動脈瘤並不是他分出來的，他只不過是最後將血管夾子夾上而已……那部分容易多了。」動脈瘤是我們「大狩獵俱樂部」的狂牛野象。如果你想把牠們的頭掛在牆上，必須輕手輕腳地追蹤牠，面對牠，看著牠的眼睛，再開槍。讓別人替你將動脈瘤找出來，你再將夾子夾上，非常像狩獵嚮導已用棍棒把大象打昏了，再請你對著昏迷不醒的象腦袋開槍。根本就不公平。

在動脈瘤／膽識的英雄榜上只算平平之輩的我，在成為資深住院醫師六個月之後做掉生平第一個動脈瘤（後交通動脈瘤），還滿容易的。接下來的六個月我再夾了好幾個。慢慢地，我的成功案例愈來愈多了，每次都比前一次順手。雖然少數幾位病人因為無可避免的腦溢血併發症而去世，但他們都不是由於我的手術而出事的。我的自信心逐漸膨脹，接近危險邊緣。「那並不怎麼困難嘛，」愚蠢的我如此向一位主治醫師誇耀。

「夾上生平第一個動脈瘤時，你還夠不上資格被稱為神經外科醫師，」他表情冷酷地回答。「等到有動脈瘤在你面前爆開來的時候，你才有資格成為真正的神經外科醫師……那種情況發生了沒，小朋友？那些討厭的小雜種有沒有爆到你身上來過？」我搖搖頭，他則只在那兒微笑，那是歷盡風霜的老槍手跟自命不凡的新手談話時才會有的微笑。這個新手還未嘗過被子彈打到骨頭裡的味道呢！「那麼，當你碰到生平第一顆爆掉的動脈瘤時……這樣說吧，下一顆動脈瘤就不再那麼簡單了。」

＊ ＊ ＊

那一年已經是我受訓的第五年，連資深住院醫師都快當完，正打算做些研究。但由於臨時出現一些狀況，榮民醫院希望我能在臨床部門待三個月才開始研究。等我從前任總醫師手裡接過指揮棒時，門診裡只有一位病人：查爾斯・波格納。查爾斯四十多歲，打過越戰。我看到他的時候，被送進醫院來還不到一天。診斷結果：蛛網膜下腔出血。

就在四十八小時前，查爾斯經歷了生平最糟糕的一次頭痛經驗，他說這次頭痛可以頒個「最糟糕獎」，痛得好像被迫擊砲打到似地。頭痛發生時，他正在跟他的第二任太太行房。電腦斷層掃描顯示，新鮮血液已溢到左腦蘇菲溝裡，那是額葉和顳葉間的一個大縫隙，也是偉大的中大腦動脈流經之處。

中大腦動脈簡稱MCA（middle cerebral artery），是頸動脈的最大分支，負責供應血液給差不多三分之二的腦部。在蘇菲溝，MCA細分為更多的血管，離開縫隙之後分散在腦子表面，像會供應養分的一根一根手指。在MCA每兩條分支的會合處，血液都處於高壓狀態，形成急流中的漩渦——是動脈瘤出現的最肥沃的土地。

長在MCA上的動脈瘤有時十分難處理，因為它們藏在MCA交錯盤節的分支血管之中，像隻胖嘟嘟的紅色雀鳥躲在籠中，你必須先將那些影響生死的動脈和一戳即破的動脈瘤明確分開，才能將金屬血管夾子夾到動脈瘤的「頸」部，否則，一不小心連其他動脈也夾到了，就會引起病人中風。

做為動脈瘤來看，查爾斯十分具挑戰性；但做為一個人來看呢，查爾斯很是與眾不同。他的好交際已有點到使人討厭的地步，介紹他太太時十分不得體，形容她是「第二任波格納太太……肯定以後還有其他好幾任」。他肆無忌憚地說出第二任太太的定義：「身上戴滿寶石，性高潮卻都是假裝出來的人」，明顯地讓她困窘不堪。他甚至跟病房內其他病人公開談他太太的性技巧，以及如何因此使得他腦袋裡一條血管爆裂了，顯然他很以娶到能讓他生這場病的太太為傲！說著這些粗俗的話語時，他還心懷不軌氣喘咻咻地笑個不停。

如果在暗巷裡與查爾斯狹路相逢，我鐵定會被他頭上的馬尾巴、粗大強壯的手臂以及手臂上不堪入目的刺青嚇到。但病房並非街頭暗巷，查爾斯也只不過是名需要動手術的病人而已。血管攝影證實他左側MCA的確有個動脈瘤，安排好的手術日，是我跑來榮民醫院的第四天。

查爾斯的動脈瘤位於他的左腦。對神經外科醫師來說，人腦有兩個腦半球：左腦，以及「不是左腦」的另半邊腦。對超過百分之九十用右手的病人而言——絕大部分用左手的病人也一樣——左腦是最重要的部分，裡頭是負責說話、理解別人說話，包括讀和寫等等的工具。右腦也很有些用處，像早上幫我們搭配衣服啦，欣賞巴哈的音樂啦（甚至作曲的能力，如果我們是那少數的幸運兒的話），但右腦的功能都是有最好，沒有也還可以，左腦的功能卻全是不可或缺的。當然，如果右MCA完全閉塞住了，病人左臉左手左腿都會癱瘓，但起碼他還保住了智慧和性格等部分。同樣程度的閉塞要是出現在左MCA，病人便和其他人一刀兩斷，簡直像被丟到外國去了，因為他說的話沒人聽得懂。

吸管大小的MCA內流動著的，是生命的瓊漿玉液。由此可再次見證，我們每個人的未來是如何繫於一些脆弱的結構上。比利就明白鉛筆粗細稱作脊髓的東西是多麼的有用。我們心臟的冠狀動脈，像一縷義大利麵；腦下垂體則比一小塊葡萄乾大不了多少。這些器官十分細小，但對生命而言都很重要。為了補償它們的脆弱，大自然用骨頭肌肉做成的甲冑加以保護。不幸的是，在查爾斯的情況，大自然無法保護他的左側MCA不被我干擾。

查爾斯如期被送進手術室。開顱部分十分順利，蘇菲溝結了一些疤，不費吹灰之力就剖開了，動脈瘤和MCA的分支血管已經看到，動脈瘤圓球狀部分藏在一條條的動脈中，隨著心脈跳動著。沒什麼好擔心的了，連MCA的主幹都看得到，要是手術中出了什麼狀況，也可立刻在主幹上夾上臨時夾。主治醫師待在休息室，假若我「碰上麻煩」，他可隨時待命。

透過顯微鏡以及運用顯微手術器械，我努力要將動脈瘤從MCA的血管鳥籠裡釋放出來，在它的脖子部位放上血管夾。撥開一條MCA血管，毫無問題，然後又弄開一條，容易極了，成功已經在望！

但最後，當我將動脈瘤扭轉過來，想看清楚它的背面時，悲劇突然發生，在MCA動脈叢裡衝鋒陷陣，我卻將脆弱的動脈多撥弄了那麼一次。電光石火間，原本乾乾淨淨的手術視野轉為殷紅血海。我呆住了，愣在那裡一下下，血液立刻灌滿了查爾斯的左腦，甚至濺到我腿上來。我腦袋裡空白一片。這不可能真的發生，一切都進行得那麼順利……怎麼辦？……趕快放個抽吸器進去，蠢蛋！我抓了最大的抽吸器塞到傷口裡，在一片血海裡尋找溢血的來源。動脈瘤爆掉了，但裂口在什麼部位？還有辦法補救嗎？

「這裡在出血了。」我聲音顫抖地通知在旁待命的麻醉科護士，他從椅子上彈起來。

「多少？」

「很多。」

他拉下警報鈴請求援助，我則一邊重新找到MCA的主幹一邊高聲尖叫，要護士給我臨時夾。隨著夾子夾上後，出血減緩了。主治醫師和麻醉醫師衝進來。

「為什麼不通知我？」主治醫師在我身旁大發雷霆，好像我還需要更多的壓力和焦慮。

「它就那樣發生了，」我低聲哀哀地說。「我想看看它的背後，它就爆掉了……我弄了個臨時夾在上面。」

他瞇眼看另一副顯微鏡，那通常是給副手用的。

「在哪裡？……臨時夾在哪裡？」

「這裡。」我用一個鑷子指出夾在MCA上的夾子。

「在那麼下面？耶穌基督呀！那太前頭了，恐怕在基底核分支的前面……夾上有多久了？」

「一分鐘，也許兩分鐘？」

「媽的！我立刻回來。試試看再分分動脈瘤……也讓MCA再多露出來一點。也許你可以將臨時夾往血管下游挪一下。」

查爾斯的左腦已經腫起來，變得軟綿綿，我放了幾塊長形止血棉進傷口處，稍做保護；接著吸走瘀血，繼續追蹤到出血的地方。終於追蹤到動脈瘤，一看之下我大驚失色，因為動脈瘤的球形部分已被撕離它長出的血管。糟糕，十分十分糟糕。要是破裂的是球頂本身，像安迪的情況，我還可以很容易將動脈瘤的頸部夾住，一切就沒事了。但撕裂的地方在頸部的話，血管上就留下一個大洞，而洞口是無法修補的。一大條MCA分支，甚至整條MCA，都必須夾起來，血才會停。我被困在一個必輸無疑的局面之中：任查爾斯死在手術台上呢，還是中斷他的左側MCA供輸血液，最後話也說不出來地死在安老院裡？會出現哪一種結果？

匆匆清洗之後，主治醫師把我從主刀醫師的位子趕下來，拿起抽吸器，在傷口周圍察看。我退縮到副手的位置上，等待他宣判動脈瘤的撕裂部位，像個玩棒球不慎打破了窗戶的小孩等待著父親終究會發現這件事一樣。我在短短的剎那間，就從外科醫生退縮為一個小孩。同一時刻，躺在手術台上的一條命正慢慢報廢。查爾斯的一大堆戰爭故事以及黃色笑話隨著邁向死亡中的粉紅血管逐漸溶化，煙消雲散，獨留下了無生氣的蘇菲溝對著我冷笑。臨時夾已夾了超過五分鐘，查爾斯的左腦——寶貴的左腦——不大可能撐得過去。

「MCA的主幹上有個大洞……」主治醫師喃喃怨道，聲音中有點逆來順受的味道，「替他弄表層顳動脈分流吻合手術要花太多時間，已來不及。但反正我也懷疑分流手術是否真能灌流整個MCA區域。我會在MCA夾上環繞夾，希望MCA保持暢通，雖然我想這不大容易做到。」

環繞夾的功能，正是在這種悲劇發生時，用來團團圍著血管，包圍住破洞。主治醫師將夾子弄上，臨時夾褪下來。MCA出血停止了，可是夾住的MCA支幹部分也不再跳動。接下來數分鐘，維持生命的動脈由於血栓塞而變成紫色的草根稈模樣。主治醫師聳聳肩，脫下手套，拔下口罩。傷口還未縫上但他已不顧消毒問題而拔下口罩，這舉動充滿著象徵意味，等於已宣判病人的死亡，雖然他還未離開手術台。

「去跟家屬談談，好不好，法蘭克？」

「好，我會。」

這個傷口好像永遠都縫不完，像是一個荒謬、很不名譽的差使，每個馬拉松跑者都跑完回家了，你卻還蹣跚地步向終點線！我想起還待在家屬等候室裡的第二任波格納太太。

午後不久，終於將查爾斯送進恢復室。正如預期中他醒過來了，左手左腿拚命猛烈拍打，但右手右腿紋風不動。給他指令時，查爾斯只睜大雙眼，眼神昏亂，像隻動物快被車子撞上時瞪著車頭燈般茫然。他說的話呢，完全雜亂無章。左腦完全廢掉了。頭腦沒了，身體也快沒了。

到了家屬等候室，我請其他家屬出去，讓我跟波格納太太單獨談話。我關掉電視機，門也關上。

「我們……出現溢血……我們被迫將通到他左腦的血管夾上……他……他嚴重中風了，我恐怕他……」

「中風？他還……活著嗎？」她的雙手開始發抖，眼眶內淚水盈盈。

「活著，活著，他還活著，但他無法說話或挪動右邊身體。恐怕已成為……永久性了。」

「永久性！像是說，他永遠都不能說話了？」

我眼睛朝下看。「是，永遠不能。他也許甚至撐不過去。」

她呼吸變得短促，接著跑到垃圾桶嘔吐起來。她崩潰了，縮成一團坐在沙發上，灰白的臉埋在雙手裡，輕聲啜泣。

「需不需要我替你通知什麼人？朋友？家人？」我知道查爾斯兩次婚姻都沒生小孩。

「不，讓我安靜一下。你已做得夠多了。」

「手術是有風險的……我們已向你們兩位說明過……」

「走開。」

我乖乖走開。

＊　＊　＊

接下來的日子慘不忍睹，苦不堪言。醒著的時候，查爾斯都在用他的左手亂打，扯床單，展現出百分之百的挫折感，不住地喊「呀……呀」地希望別人能聽懂他的意思，但徒勞無功。而照顧失語症——即失去語言能力的人，更是考驗你的能耐，巡病房巡到查爾斯簡直是一種折磨。主治醫師每天早上都拖著我去看查爾斯，冷酷嚴峻地逼我看看自己犯下的大錯誤，很像狄更斯所寫《小氣財神》裡，聖誕未來之靈迫使男主角預見他晚景的淒涼。

每一天，波格納太太也不斷讓我感受她的苦痛及不滿。沒錯，查爾斯頭裡的確長了個什麼動脈瘤的東西，但至少手術前他還安然活著。在她心目中，不太可能還有什麼能比動脈瘤造成更大的傷害了。而她是對的。事實上，關於手術的結果她沒有怪我，但她覺得她先生被騙了，也許根本就不必動什麼手術。所謂根據統計數字而決定做的手術十分難對病人說個分明。這類手術等於擲骰子，你在賭動手術的風險比繼續與病症共存的風險低。賭輸的人當然會覺得被騙了。

我陷入深深的憂鬱之中。一般的娛樂消遣，像看電視或吃一頓豐盛晚餐等，完全失去意義。每當我想到，我的病人被困在沒有語言的繭裡拚命掙扎時，任何娛樂都顯得渺小不重要。打網球？當查爾斯在受苦的時候我卻在玩？我做不到。

甚至睡也睡不好。我不停地做著同一個夢，夢境中回到鋼鐵廠。在工廠工作時，我最喜歡的消遣是看著機器手從烘熱火爐裡抓出滾燙的鐵錠。但在我的夢裡，機器手拿著的都是巨大、閃閃發亮的動脈瘤夾子。夾子在火爐裡抓出來的可不是在燃燒中的鐵錠，而是四濺噴射的鮮血，從熔爐深處，湧出來血淋淋、熱呼呼的流體，像火山岩漿一般衝向我。其他工人都在嘲笑我。「冒牌醫生，」他們不齒地笑著。

醒著的時候，腦海裡不斷重複出現動脈瘤爆裂掉之前的幾個畫面，怎麼也無法停止。我只差那麼一點點就將那討厭的鬼東西夾好！當時有沒有什麼其他我可採取的措施？如果其他人來主持動刀，結果會不會好一點？我是不是跟那個動脈瘤玩太久了？我就是不曉得答案。或者，更糟糕的，是也許我知道答案。

「死亡&甜甜圈」是我們每週一次的會議，專門討論併發、感染或手術而造成的死亡事件。會議中對於查爾斯的案例沒什麼爭議就打發過去：動脈瘤破掉、病人中風了啦，唉，運氣真背呀。一群經驗豐厚的外科醫師打個呵欠，接著半認真地討論如何處理這種狀況——

是否或應否採用分流手術，做為供輸血液給腦部的輔助系統，又或者鎮靜劑會不會有幫助等等。這個併發症則被歸為ＰＤ——病人的疾病（patient's disease）——就像那位英國佬說動脈瘤就像硬掉了的起司般討厭。在我內心，我怕的併發症是ＰＣＰ：醫師選擇不當（poor choice of physician）。我很認真地考慮辭職，結束我的急診醫師生涯。費米的忠告又在我耳邊響起：要當就當最好的，否則做些別的，這裡沒有冒牌貨的生存空間。我是不是晚了一步才想起這位大物理學家的金玉良言？應該在查爾斯之前就想到？

那個鐵石心腸的我跑到哪裡去了？安迪過世後，我以為我的性格已被淬煉成鋼鐵般堅硬，可以面對任何挫敗——或者說，我以為我已能面對任何挫敗。瑞碧卡的病深深困擾著我，但她只是個小嬰兒，是特例，誰也不忍心看著嬰兒死去。但查爾斯不只困擾我——他的情況在折磨我。我就像《罪與罰》裡頭的主人翁拉斯哥寧可夫，一直都誤以為自己是個沒有良知、鐵石心腸的超人，直到他殺了人，突然因為罪惡感而「破功」了。查爾斯是我生平碰到過第一個因為我、完全只因為我而造成的悲劇。他的病並非不治之症，他並不是老朽不堪行將入木之人，更不是因為主治醫師判斷失誤，不是生下來就得了腦瘤——他將他的生命像一個精美的瓷器交到我手裡，我沒接穩，瓷器掉到地上。

在那一天「死亡＆甜甜圈」會議上，我環目四顧，看著周圍十多位經驗豐富的外科醫師，他們的年資加起來總有一百年。這些都還只是凡人吧？在他們的學習過程中，一定也搞砸過數以十計的生命。他們怎麼還沒發瘋？

還是他們事實上已經瘋了？拉斯哥寧可夫在接受審判時，夢到一個滿是殘忍不堪的人的世界，那裡的人強烈相信自己的道德正確性，從不感覺到一絲罪惡感或悔意，就算他們周遭的世界已開始腐敗也不動搖。我是否也要變成這樣才能繼續走下去？我是否應該盲目地相信，當時我已無法再表現更好，無論誰來動刀，當天都無法獲得更好的結果？

這不是科學家的風格，而我還把自己視為科學家。數學家布魯諾夫斯基（Jacob Bronowski, 1908～1974）相信，在克倫威爾的發言中就可找到科學的信條：「我懇求你們，以基督的慈悲之名，要記著你可能真的犯了錯誤。」如果我想與我犯的錯誤共存，是否應該離開布魯諾夫斯基的自我批判世界，而進入拉斯哥寧可夫的夢境，進入瘋子的烏托邦？

手術後第五天，查爾斯已死掉的左腦腫脹起來，將腦幹的最後一滴生命也壓榨掉，他被放在維生系統中。在一個讓人緊張的十分鐘會議裡，查爾斯的太太和我達成共識，拔掉他的呼吸器。手術後第七天，我走到他的病房，靠著手裡的呼吸器鑰匙，做了一件在越戰期間越共花了四年都沒做成功的事。

＊　＊　＊

我的憂鬱一點都沒消褪。空閒的時候，我回到進入醫學生涯以前的地方——公園裡的網球場、大學圖書館，甚至中學附近——希望吸收一些過去的氣氛能使我回復為以前的我，變回去那個無憂無慮的小男孩，那個全世界唯一要擔心的只是遲交讀書報告的年代。但我再也不是那個小男孩了，我甚至已不再是那個無所不能的優秀大學生，那個隨隨便便就科科拿A等的懶鬼。我已經三十歲，訂了婚，只擁有一項謀生技能。如果現在改行——搬家、念法律、拿個MBA——我要冒著變成註冊醫師威廉先生的危險，從一份工作流浪到另一份，直到退休都一事無成。更糟的是，在那些行業，我無法保證自己一定會更快樂或更有成就。

沒有第二次機會了。我終於決定，我這胡闖亂蕩的一生，要在神經外科安身立命。

動脈瘤事件發生後許多個禮拜，我都拒絕操手術刀，這在步伐緩慢的榮民醫院是可能發生的事。可是，跟醫院裡的眾住院醫師討論我的生涯困惑不會有多大用處——海軍陸戰隊的小兵絕對不能和他的訓練官討論自己對軍隊的困惑。我決定打電話到紐約找蓋瑞。

「是呀，這真是他媽的討厭，不是嗎？」隔著電話，聽到他劃火柴的聲音。還在抽菸。

「就這樣？」我滿腹牢騷。「『真是他媽的討厭』——這就是你的金玉良言？」

「你在替誰難過，你呢還是死去的可憐雜種？」

「我猜我替他也替我自己難過。」

「我不覺得。你有去參加他的葬禮，送花或什麼的嗎？」

「呃……沒有。」

「那麼，還有什麼困擾著你？」

「那個動脈瘤沒那麼難處理。如果是專門開動脈瘤的醫師像崔克或桑德來動刀，查爾斯現在應該早已回家繼續拚老命跟他太太做愛，努力地再來一次腦溢血了，但當時不是其他人，而是我……」

「讓我告訴你一個故事，」蓋瑞打斷我。「當我是個第三年住院醫師在神經病理科時，晚上我在南方醫院兼差。有天晚上，有個傢伙把他的好朋友拖進醫院來，他的朋友在街上跟別人幹了一架。我們把傷者放到擔架床上，發現有把牛肉刀插在他右胸，直至沒柄。而就在我和急診室護士長的面前，這位仁兄急轉直下變成一堆爛泥。護士長是那種鐵娘子型，在同一家醫院工作了千百萬年的那種人，她推來一車的手術工具。『這是什麼？』我問。『開胸手術工具，』她說。那傢伙沒錯是需要開膛剖胸，但我他媽的鐵定不要動他。『算了吧，』我說，『他找錯人了。』後來他果真沒了。有好一陣子我覺得很內疚，內疚得要命，直到我想通了兩件事：首先，我沒將那該死的刀插到他胸膛裡；以及二，如果他們希望全世界的醫院急診室裡都有個胸腔外科醫師坐在那裡等著，他們要有心理準備不能只付他一小時四十美元的工資——那是當時他們付我的酬勞。」

「故事的教訓呢？」

「你沒讓他的動脈瘤出血……那是他太太弄的。而他的高血壓，許多許多年來的高血壓——很顯然他忙得沒空去看看醫生。你沒有殺死他；你只不過被請來防止他自己弄死自己……而失敗了。是的，桑德沒在那裡，但他不可能處理國內所有的動脈瘤。而我相信厲害如桑德都在一生之中一定弄破過幾個動脈瘤——你以為他們一生下來手裡就拿著個裝夾器？永遠都有人比你厲害，也永遠會有比你差勁的人。如果你擔心比不上別人好，為什麼不放棄手頭上所有的病人算了？乾脆設條電話熱線，坐在辦公室裡，替病人找世界上最好的外科醫師就好，由於你技藝不精而咒罵全人類沒什麼意義嘛對不對？算了吧，不要再自哀自憐了，你只要盡你所能替那些找你幫忙的人服務就夠了。我才走了一年多，你就開始為一件手術後死亡事件垂頭喪氣了？是呀，這是個惡夢，但神經外科就是這個樣子，惡夢之帝國。未來你還會有很多惡夢呢。記得我的食指嗎？你的心臟血管有沒有那樣粗？」

「大概吧。蓋瑞，你是如何應付得了這些的？你好像從來都不太在乎。」

「你要在乎病人，但不能過了頭。替自己太太動手術是不道德的，為什麼？因為當放在切肉台上的是我們的家人時，我們很有可能會慌、會緊張、會搞砸。單是醫學倫理學不准醫師處理近親這個事實，就足以證明我們不應對病人動感情，以免因為害怕手術失敗而把自己弄得神經緊張。病人希望我們在乎他們，但他們也希望我們能像在三明治店裡切火腿的師傅那麼冷靜。這是那種解釋不清的弔詭事情，我們只能接受現實——你知道，像聖誕節時播的『摩登原始人聖誕特輯』。西元前一百萬年的原始人怎麼可能過聖誕節嘛？廢話太多了。夾起那些動脈瘤，發生什麼就什麼吧。不要逼我從紐約跑下來踢你屁股！」

＊＊＊

終於，我真的做到將查爾斯置諸腦後，扔掉那封整整齊齊打好了字的辭職信，停止看各大小醫院的徵人廣告。到底我心理的痊癒乃是由於自我的成熟，抑或是由於我意會到已無後退之路？我不清楚。但像拉斯哥寧可夫往後的發展一樣，我終於承認，鐵石心腸並非面對艱巨責任的好方法。想要成為最優秀的醫師，一點點的關心在乎是有其必要的，儘管，我們無法成為全宇宙最好的醫師。

一旦在乎，手就會發抖，但關心也驅策著我們，用盡全身每一分力量避免手發抖。痛苦，無論是心理上抑或是生理上的痛苦，都是動物世界裡的訓導主任。查爾斯過世所帶來的痛苦，教會了我要對外科手術的熊熊烈火深懷尊敬。從今以後，我會小心應付。

查爾斯逝世三個月後，信箱裡出現一封信，是波格納太太寄來的謝函。謝函十分簡短：「我現在明白，您已經盡了力。謝謝您所做的一切。」

這一次我絲毫不覺得尷尬，不像很久以前當老農夫為了錯誤的認知謝我時會內疚，因為這一次，波格納太太不是因為我穿上魔法師的白袍而謝我。我真的已經全力以赴了，只不過我的全力還是不夠好。

我接納過去的惡夢，也等待著未來的惡夢。

第十二章
「我要生下這個小孩！」

莎拉面容沈靜，像雕像般。

「醫師，我不只是個統計數字而已。我對機率一點興趣都沒有。我不會放棄我的小孩。」

薩昆文醫生愈來愈不耐煩了，他轉向克拉克先生。

「看在上帝的份上，老兄，跟她談談啊。如果她是我妻子，我很清楚我會勸她怎麼做決定。我不會想失去她。」

克拉克先生不為所動，「她在救世主的手裡，不在你手裡。」

起床。洗澡。煮咖啡。日常生活的週期，就好比困在軌道中的行星般，一圈一圈地繞個不停。每天，也許會帶來一些小小變動，使我們的生活軌道出現一點震盪，稍微左右搖擺——諸如車子壞了或者是校車來晚了之類——但基本型態很少會改變。日出，日落。我們爬起來，上班，睡覺。沈重巨大的生命巨輪冷酷無情地往前滾動，向著我們不確定的未來滾下去。

對許多人來說，生命一成不變是十分沈悶無趣的。他們覺得，每天的例行作息所留下的，只是難以忍受的固定模式，一切都變得在意料之中，煩死了，曾經一度，我也很害怕陷入一成不變的生活方式。之所以願意忍受外科住院醫師訓練的主要原因之一，就是想避免變成朝九晚五的上班族。但當了醫生之後，我卻學會了一件事：我每天都祈禱，希望今天跟昨天一樣，希望生活軌道保持穩定，生命巨輪繼續向正前方邁進，不要改變。我祈禱，當我回家——像過去幾千幾百次回家時，妻子和小孩都平安如昔，父親母親還活著，房子沒有垮，薪水也如期領到。

因為，我看過太多病例，病人原先平凡無奇的生活在一剎那間破碎掉，都因為意料之外的事情：交通意外、腦溢血、心臟病發作等等。這些人早上醒過來，預期過的是另一個無聊透頂的日子，卻發現他們的生命巨輪傾側亂跑，突然闖進一片黑暗裡。

莎拉・克拉克碰到的就是這種日子。她是位年方二十八歲的家庭主婦，丈夫是個黑人，也是個成功的企業家，莎拉剛懷了他倆的第一個小孩不久，在待產期中。這天，她在高雅的郊外自宅內準備晚餐，右手突如其來地痙攣抽動，把她嚇了一跳，手裡的刮刀也拿不穩。由於毫無預警，她連喊叫求援都來不及，便兩眼昏花，天旋地轉，跌跪在地上，最後整個人都陷入癲癇昏迷狀態，頹然倒在地板上。不久，痙攣停止，但她還是不省人事地躺在飛濺各處的蛋糕麵糊和盤子碎片當中，過了一個小時，克拉克先生回來才發現她的狀況，急忙將她送到附近的產科醫院。

起先，大家都不確定究竟發生了什麼事。「她單純地昏過去而已……我推測……也許因為廚房裡太熱了，」產科醫師安慰話語不斷，並且更進一步宣布胎兒無恙。他又說，在懷胎的頭三個月當中，類似的昏倒並不罕見。但莎拉還沒離開醫院，痙攣又重新發作了，也是從右手開始，接著如波浪般散遍全身，她的身軀被扭曲，十分猛烈及恐怖。這一次，痙攣一發不止，直到他們替她進行靜脈注射，給她安神劑和鎮靜劑才止住。現在，產科醫師和克拉克先生同樣的感到惶恐困惑，醫師立刻下令將莎拉轉送到大學醫院——亦即我們的神經外科。

＊　＊　＊

那一年原本是我待在實驗室裡做研究的一年，但不巧神經外科的總醫師弄斷手腕請了長假，做為未來住院總醫師繼任人選的我，便從實驗室裡被調來暫代主管。回到科內上班才第一天，某位資淺的住院醫師呼叫我到神經放射線科，協助他分析莎拉的斷層掃描照片。我在一個關了燈的房間內找到他，一起瞪著看片箱上的片子。

莎拉左腦葉上有一大塊黑色斑點，好像腦組織中被挖了個橢圓形的洞似地。在「加強顯影掃描」中，黑斑裡可以看到幾處白色區域。「加強顯影照片」的拍攝方式，是用靜脈注射的方式將碘顯影劑打進去後再掃描。正常情況之下，碘是進不了腦組織的，因為腦組織有一層保護罩，除了重要養分外，全不讓通過，但如果某部分遭到破壞，像感染、受到創傷或長腫瘤等，使保護罩遭到破壞，局部就會有「加強顯影」，出現白點或白塊。

「啊噢，」我說，指著加強顯影的區域，「看來這位女士碰上麻煩了。」

「哪裡？告訴我，」資淺住院醫師湊過來。

「這裡——」我信手拿起反射槌指著出現損傷的地方——「在左前腦的地方。並不是很大塊，也許兩公分，但裡頭出現加強顯影。鐵定是個神經膠質腫瘤，不是星形細胞瘤就是寡樹突膠質細胞瘤。也許惡性度不高，但加強顯影現象令人擔憂，也許已開始轉為惡性……讓我猜猜看，她送來的時候處於局部癲癇狀態，手部痙攣抽動一分鐘左右就停止，對不對？這個損傷區域不大，不足以讓她頭痛或全身無力，但位置剛好在手部控制的地帶。

「很接近。痙攣的確從右手開始，但接著遍及全身，她被發現時倒在廚房裡，自己醒過來，先被送到婦女醫院，在那裡的醫師……」

「婦女醫院？」

「是呀，她懷了身孕，不到三個月……總之，起先他們以為她不過是昏過去了，因為事發時沒人目睹經過，但她隨即又發作。不用說，產科的人嚇得屁滾尿流，趕忙將她送過來。」

「有身孕。好極了。真的好極了。」

「偉大的代總醫師，我們接下來怎麼辦？」

「把她分派給薩昆文。」

「他今天沒值班。」

「我知道。但他的專長是『立體定位切片』，記得嗎？目前，檢查這東西最安全的方法是用探針。如果用開顱檢查的方式，一定要通過她的布洛卡氏區，結果她就會失去語言能力，她的小孩休想聽搖籃曲了——假定她小孩真的能生下來的話。」布洛卡氏區是在大腦裡掌管語言器官的部分，名稱來自十九世紀的法國皮耶・布洛卡（Pierre Broca, 1824～1880），他是第一位想到大腦腫瘤和失語症之間關係的人。

「你認為她保不保得住胎兒？」

「我不知道……大概保得住吧。雖然腫瘤本身不會影響到胎兒發育，但是如果不處理的話，恐怕她活不過六、七個月。然而，由於她胎兒還不滿三個月，我們不大可能處理她，因為她需要的是放射治療，起碼需要六千雷得（輻射吸收單位），你無法擋住胎兒不被照射到，至少我不覺得那是可能做得到的，我們要問問放射治療師有沒有辦法——這問題以前未發生過。化學治療也許有幫助，但同樣不可能讓孕婦接受化療。大家甚至連咖啡都不准她們喝了，老天爺！我們怎麼可能給她亞硝基脲或者是用 platinum ？也許她要做個選擇：要不就撐到預產期但去世，要不就選擇人工墮胎。喏，這就是你的選擇了，太太。祝你今天好運平安！我會去跟她談談。你看，我放棄了實驗室的工作跑來幹這苦差事！」

* * *

莎拉是個讓人驚為天人的美女，顴骨高高的，配上一對柔和的淡褐色眼睛。我走進房間時，她坐在病床上，腰背挺得直直的。她那帥勁十足、指甲修剪整齊的丈夫詹姆士坐在旁邊椅子上。她看來有點不穩，那是因為吃了抗癲癇藥物的關係，但當她看到我時還是擠出一個笑容來。癲癇已過去了。

「那麼，醫師，」她開口說話，語調輕柔，差不多懷著些許歉意，「我現在是個羊癲風啦。」

「我比較喜歡稱之為『抽搐症』，但不錯，正式地說你確是得到這個病。」

「為什麼？到底我出了什麼毛病？」

「克拉克太太，任何人都有可能癲癇，有些人就是比較容易發作，如此而已。原因可能是由於睡眠不足、藥物、操勞過度……或者在你的情況，腦袋有個瑕疵。」

「瑕疵？這是不是個外交辭令，意思是我長了個腦瘤？」

這句話讓我很訝異。很多病人都不肯吐出「瘤」這個字，甚至診斷無誤數月之後都如此。

「呃，你看……」我笨拙地亂說，原先計畫按部就班的說辭被病人的坦率唐突帶到別的方向上。

「沒關係的。」她感覺到我的震撼，再次強顏笑了一下。「我偷聽到技術人員喃喃說什麼腦瘤……他們以為我睡了，但其實我只是閉上眼睛。」

我整理了一下思緒。「對，你有可能長了一個腦瘤，但掃描片子並不是什麼正式診斷，它只不過是說腫瘤可能在那裡而已，我們需要取得這些不正常組織的樣本，請病理醫師做個分析……也許它是個膿瘍或者……或者是其他東西。」我聽來不怎麼有說服力。

「可能是什麼其他東西？」克拉克先生雄渾的男中音在房間內迴盪。

真的被打敗了，只好告訴他真相。我坐下來，又將椅子挪前，更靠近他們。「坦白說，這差不多一定是某種形式的腫瘤。雖然其他可能性還是存在，例如感染或一些稀奇古怪的中風等，但這些可能性的機率太低了。而就算情形是這樣，我們還是需要取得腦組織樣本。成年人腦袋裡可能出現的腫瘤有好多種，從『還不錯』的到『很糟、很糟糕』的都有。」

「那麼，」克拉克先生接著說，「我們在考慮要不要做的，是腦部手術？」

「是的，但這只是個小手術。我們不會剃掉多少頭髮，只需要局部麻醉，在頭上安置一個特別的金屬架，大概一小時就做完，也很安全，雖然說任何腦部手術多少都有些風險。」

莎拉說：「為什麼你們不乾脆將整塊東西切除掉？那樣不就可以讓我不再發作？」

「克拉克太太，你的腫瘤正好在這裡。」我指著她左邊太陽穴。「你是不是用右手？」她點頭。「那麼你的語言官能中心剛好在這個『瑕疵』上面，想將它弄走我們就會切到這個部位，那會對你的語言官能帶來太大的風險。」

有好幾分鐘，他們就這樣坐在那裡，震驚、沈默，互握著手，握手的用力充分反映出內心的焦慮。莎拉虛弱的聲音終於打破沈默。

「你知道我有懷孕？」

「十三週，根據急診室送來的資料，」我回答她。

「手術會影響到小孩嗎？還有腫瘤呢！癲癇症呢？」

「這個手術應該不會，特別是因為沒有全身麻醉。癲癇部分也應該不會對胎兒有太大影響，只要你繼續服藥，而你現在服的藥對胎兒應該滿安全的。腫瘤……呃，腫瘤就完全是另外一回事了。這完全要看它到底是什麼腫瘤，以及需要採用哪一種治療方式，有些方式根本不可能用在孕婦身上。總之，我不覺得腫瘤會影響到胎兒，但治療方式差不多一定會。你大概要做人工流產。」

莎拉眼睛一轉看著我，眼神裡滿是鋼鐵意志。「耶穌是我的救世主，」她鏗鏘有力、慢慢地說，「我相信祂會讓我保住小孩。我們嘗試了三年才懷了這小孩。因此，你們儘管採樣檢查吧，但不要告訴我什麼『治療』的細節了。我會保住這小孩。對不起，並不是我沒禮貌，但請讓我們獨處一下。」

克拉克先生拿出一本聖經靜靜地閱讀，我則趕快溜出病房。

＊　＊　＊

薩昆文醫師是我們的「顱內立體定位切片檢查」專家。這個小手術的做法，是利用一個奇形怪狀且十分昂貴的金屬架，協助將切片檢查針或其他工具精準地插到腦袋裡進行取樣。一九八〇年代之前，當這種技巧仍未被普遍使用時，如果病患的腫瘤位於腦表面以下而需要做切片抽樣檢查的話，都純靠醫師的一雙手來進行，換句話說，不是依靠儀器的導引而是純靠醫師的直覺。當時的醫師，也許會將可能長腫瘤的地帶上的頭顱骨切掉一大片，盡其所能地猜測腫瘤的位置，再徒手將針筒插到腦內，經常試上十多次才終於獲得陽性反應的診斷結果，或者乾脆放棄。這種純靠直覺的「徒手插腦法」很有可能根本沒插到腫瘤，更糟的，是冒著極大的出血風險。

時至今日，醫師可以用這種鋁製的「顱內病灶檢查架」罩在病人頭上，將他（她）局部麻醉以及放在電腦斷層掃描儀器裡。這樣，腦子和金屬架同時被拍下照片，而架上的公分刻度讓我們精確地得知腦瘤與金屬架的相對位置。由於金屬架乃是用石墨打造的釘子釘在頭顱的外層頭骨上，金屬架上刻度和頭顱內組織之間的相對位置維持固定不變，就算病人在手術室及斷層掃描儀之間被推來推去，腦瘤和金屬架的相對位置依舊不變。即使使用更加文明的方式（比方說，使用綁帶的方式將架子綁在病人頭上），也不可能維持這種精準度的。

電腦斷層掃描拍好以後，醫師用光筆或滑鼠等在螢幕上選定抽樣點。在莎拉的情況，我們的目標在她左大腦內的其中一處顯影加強區域，掃描儀的電腦告訴醫師取樣點與金屬架間的相對位置。回到手術室，在那裡的金屬機械手臂引導之下，抽樣針按照電腦設定的座標方位刺進腦內。由於這個方法精準度之高，醫師只需要在頭顱上弄開一個小切口，大概半吋大小，足夠容納採樣針刺入即可。此外，使用這個方法，醫師通常只需要刺一兩針就取樣成功，因此傷害到腦部的機率幾乎是零。

不過，儘管採樣方法是如此的寶貴有用，其他神經外科同行卻視採樣專家為膽小鬼，認為他們只做些小手術，一定是因為學藝不精或者是沒膽量動些「真正」的腦科手術。專門做腦切片檢驗的醫師很像美式足球賽的踢球員：很講技巧、薪水高、很多時候是不可或缺的團員，但在其他較喜歡暴力的球員眼中，算不上真正的英雄人物。

莎拉出事之後第二天，我向薩昆文醫師報告她的狀況。他瞇著眼睛盯著她的掃描照片。「那麼，她想留住小孩。好吧，我們看看接下來怎麼樣。但我曉得這一型的人。『上帝要我活下去，祂有特別任務要交付於我。』如果上帝想你活下去，祂就不會丟個惡性腫瘤到你的大腦裡了！依我說，她應該墮胎再動手術算了。你的想法怎麼樣？」

「我的想法是不要浪費口水力氣問她要不要考慮墮胎。我現在就能告訴你她的答案。」在莎拉的眼神以及講話的語氣中，我已經看到過聽到過她的答案。她是不顧一切地要生下這個小孩的。耶穌以及她自己的鋼鐵意志會確保如此。

＊　＊　＊

癌症病人經常聽到的勸告，是要將怒氣傾注在腫瘤上，跟疾病「拚」，好像在跟一些邪惡、令人討厭、決心將你所有寶貴事物搶走的敵人拚命。也許這種技巧在臨床上有其效果，可是這種說法所包含的情緒色彩，起碼不能就字面上單純地解說。癌本身並不惡毒，也不是什麼敵人，而是生物界的一種過程，一種程序。它之所以會演化出來，是為了一個十分有用的原因：讓我們死亡。

雖然我們將自己看作一個有機體，但其實我們每個人都等於一個大社會，社會中有幾兆個各有專精的細胞——血球細胞、神經細胞、肌肉細胞、腺細胞——大家遵守著為了社會整體好處而發展出來的法律。如果說我們是個巨大蜂窩，那麼微小的細胞就是窩裡的蜜蜂。

在任何社會中，總有某些個體選擇藐視社會的束縛，走自己的路。同樣地，在我們身體裡，某些細胞不想遵守規範它們生長的法律，而無限制地分裂下去，造成一團團官能紊亂的組織，壓制著其他器官，攫奪養分。這些細胞逃離開原先的居住地，遷移到身體的其他部分。而跟人類中的不道德份子一樣。行為錯亂的細胞對於生於斯長於斯的社會毫無尊重，只要有機會就會破壞它。真的，癌症的出現，就是為了這個原因：殺掉主人。

失去控制、超出正常規範生長的細胞被稱作「腫瘤化」；會侵襲及破壞身體組織的腫瘤化細胞或者是游離闖蕩、散布到身體其餘部位的，則稱作癌細胞。所有癌細胞都是腫瘤細胞，但腫瘤細胞不一定是癌細胞。舉個例子，一般的疣瘡都是腫瘤化，但疣瘡並不是癌。

絕大部分的老年痛楚，都是源自腫瘤化。除了癌細胞之外，男性專有的攝護腺問題，一般人眼睛的白內障、關節炎以及動脈硬化等等，都是由於正常組織不正常地失控繁殖。甚至連精神錯亂的腦部毛病，像老人癡呆症，也是因為稱作「星細胞」的腦細胞生長不正常所致。隨著我們的細胞社會逐漸老化，腫瘤化行為愈來愈猖獗管不住，直到我們身體像古羅馬帝國般崩壞，陷入無政府狀態，留下一片頹垣敗瓦。腫瘤化現象在老人家身體裡可以說無所不在，但與其說這是疾病，倒不如說是一種要你退下來的設計。

想釐清「癌」在演化中所扮演的角色，首先必須記得，我們被製造出來的時候，早已註定會有死亡的一天；就好比剛從生產線出來的汽車總是有一定的壽命，受精後的卵細胞內也有一套程式，規定我們依照既定的程序退化枯萎。

像人類這種多細胞動物為了維持在地球上的長期整體存活能力，必須要求每一世代的個體好好享受有限的日子，之後從生命的舞台上退下，被丟到一旁，讓位給新一代的角色。生物體不斷地混雜來混雜去，基因混在一起又突變，每一新世代都如此，讓生命獲得彈性，能在各種天氣變動中存活下來。從生物學的觀點來看，我們是可以被設計成永不死亡的；事實上，我們確實是五十億年從未間斷、由生物原形質構成的生命鏈的尾巴。只不過，永不死亡的物種須停止自我複製，否則牠們會窒息而死。

大自然早已做出選擇不要讓地球上滿是靜態的不死物種。這樣做等於將生命的賭注全押在同一籃子的基因上，冒著極大的風險：一旦發生什麼地質上的巨大突變，所有的生物可能全部滅絕。為了避免發生這樣的事，基因庫必須不停地流動，改變的速度快到能夠趕上可能出現的環境變遷。因此，所有事物都要死亡。死亡不是瑕疵，不是生物界的失敗，而是經過設計而存在的，目的是要在這個永遠在改變的地球上維持著永遠的存活機會。從青年健壯急轉直下，進入老年衰敗，和從受精卵往上發展，變成發育健全的小嬰兒，這兩個階段全都深深刻印在我們的基因密碼之中。

這就是生命的巨輪：一個世代像夏天的金黃穀穗冒出頭來，接著凋萎、結子而倒下。巨輪不停地轉動——出生、成長為青少年、成年、當別人的父母、垂垂老去、死亡——由不知多少億年前就已啟動的基因機器在推動著。而生命，不論它多奧妙或美麗，其實只有一個目的：讓巨輪繼續轉動下去，不要停下來。繼續地轉，什麼個體、物種或生態體系都不用考慮或尊重。就這樣，走過了千秋萬代，誰也不知道生命之輪的終極目的地在哪裡，對我們來說或許也並不重要。是的，每個世代比前一個世代都進步了那麼一點點，但都只在一件事情上進步：繼續推動生命之輪不能讓它停止。鳥類羽毛的七彩絢爛、蜘蛛網的複雜神奇、母獅子找獵物時的尊貴優雅——全都是同一個主題的不同變調，基本上都是出生、生育和死亡。於是大家趕快適應、隨時準備好掙扎求存。

幸運逃過天敵侵襲、避開各種意外而得以倖存的生物，早晚腫瘤化會降臨在他們身上，形式千變萬化：癌、老人癡呆、心臟病，其中的訊息是，任何人，不管他們看起來多尊榮顯赫，最後必須退下來，讓位給下一代。無論我們活得有多小心注意，身體裡的動脈遲早會硬化阻塞，腦袋因星形細胞愈長愈多而心智漸弱，眼睛因視網膜的亂長而朦朧不清，器官內充斥著惡性的東西。這全都是理所當然的。生物世界並不把這些疾病視為敵人，就跟通用汽車公司不會視「金屬會生鏽」為瑕疵一樣。任何處理「可更新貨物」的事業，都會碰到逐漸衰敗這個過程。

在這整個計畫中，最令人無法接受的，是我們居然是可被犧牲捨棄的部分！畢竟癌症對個人來說也許是生命的極大威脅，但對整個種族而言並不是個危機。大部分受到腫瘤化症狀影響的人，早已過了生孩子甚至養孩子的年齡了。此外，癌症也只是人類獨有的苦痛，生長在野外的動物，鮮有活得到可以長腫瘤那麼高壽。同樣的道理，在人類文明百花盛放之前，活到八十歲死於大腸癌可真有資格成為直立猿人的人生目標！那時候的人們，整天要跟大型哺乳動物或尖牙利齒的老虎搏鬥，經常朝不保夕呢！

有些科學家或靈修者堅持，人體內存在著某種能治癒一切癌症的力量，可是他們都忽略掉，癌所施加於做為一個物種——我們身上的一些看似微不足道的效應。事實上，大自然才不在乎我是否得到癌症，因為有沒有我，人類的巨輪還是會繼續好好地轉下去。老實說，對大自然而言，要給我們配一套萬無一失、能擊敗癌病的方法絕對是件輕而易舉的事，輪胎公司也有能力造出可走一百萬哩不破的輪胎呢！恐怖的事實是，大自然或輪胎公司都不想提供不合理的萬壽無疆。

因此，基本上薩昆文說得很對。不管是啥傢伙——是人是神——將惡性腫瘤放到我們腦袋裡，為的不是考驗我們的定力、挑戰我們對神的信心，或者是證明我們的力量。而是要我們死亡。這並不是說，我們就不要利用人類的智慧來趨吉避凶，事實上這正是醫學界的工作。大自然置個人生死於度外，醫師可不這麼做。讓大自然去擔心整個物種的存亡吧，我們卻必須處理一個又一個的個體。

擺在眼前，此刻我們要處理的個體（一又四分之一個的個體？）是莎拉。切片檢驗結果證實那是一個惡性的神經膠質瘤，如果沒變成癌的話，這原本是一些很有用的細胞，它們的功能是將莎拉腦內負責思考的各個部分「黏」起來。再過一段時間，她的思維機制將會慢慢停下來。那麼，她會不會讓我們拚全力幫她，將她的生命巨輪再往前推進？她會准許我們延長她的壽命嗎？

* * *

「沒辦法。」蓮達，我們醫院裡的放射線科總醫師頭搖得像博浪鼓。我們在討論莎拉。「我做了些初步的計算，就算我們用最集中的照射方式以及最高度的防護，胎兒接受到的零散放射線劑量還是到了無法接受的程度。如果胎兒已經七個月大，也許可以一試，但就算是那樣還是會有法律上的問題。我們沒辦法給這腫瘤任何具有實質意義的放射線治療，除非她終止懷孕。就這樣。」

「如果胎兒已經七個月而給母親放射線治療會有什麼法律問題？」我問。「在我想像中，已經完全成形的小嬰兒應該可以抵受漏出來的一丁點輻射才對。」

「從醫學的觀點看，沒問題，甚至連不滿三個月的胎兒，其實也沒什麼嚴重的危害。但你試試看跟陪審團說吧。以前發生過一些奇奇怪怪的案子，結果被判醫療過失賠了好幾百萬美元。在德州，有個小孩出生時就缺一條腿，律師就說是因為嬰兒九個月大時，有一次醫院不小心讓產婦暴露在輻射裡，嬰兒才出問題。你不用懂多少胚胎學也會知道，到了第九個月腿早已應該長齊全了，因此無論是什麼造成嬰兒缺了一條腿，那一定是在懷胎頭三個月就已發生的了，甚至是在受精階段。可是，他們將這個小跛腳帶到法庭上，讓她坐在不停痛哭的母親懷裡，再找些什麼專家手舞足蹈地喊『輻射』這個魔術名詞，陪審團就給小女孩七百萬美元的賠償額。而且要記住，小孩的法律時效到了十八歲之後才停止，換句話說，要是我們醫這位女士，往後我們要養那小孩一世。假若往後小孩沒考上心目中的大學，他也可以回來告我們腦部受損呢。不，謝謝了。如果病人願意墮胎，我們可以進行治療，否則算了吧。」

薩昆文伸手撥了一下日漸稀疏的頭髮。「混帳律師。」這句話差不多每天都有神經外科醫師在罵。律師們慢慢決定了我們什麼時候才可以替病人做斷層掃描，什麼時候才可以動手術，亦即是說他們決定了我們能將他們醫得多好。以為法律因素不會影響到行醫，只不過是不了解二十世紀末的醫療世界而已。

對莎拉嬰兒使用輻射的風險，除了來自腫瘤生物學的考量，還有就是對訴訟的恐懼。因為胎兒何其無辜，幾乎所有的陪審團都會站在胎兒出問題的女性這邊，想出理由來判決賠償。莎拉沒出生的嬰兒，代表的是一個沒有人想扛的經濟負擔。

薩昆文告訴克拉克夫婦放射線腫瘤專家拒絕給莎拉治療的前因後果。「用放射線治療的話，可能有十分之一的機會多活五年或更久。這機率並不高，但很多人每年花幾百塊在機率更低的賭博彩票上。另一方面，如果不治療，一般存活期大約只有三到五個月，等於說有百分之五十以上的可能撐不到小孩出生。我的建議是做人工流產，接著進行放射線治療。」

莎拉面容沈靜，像雕像般。「醫師，我不只是個統計數字而已。我對機率一點興趣都沒有。我不會放棄我的小孩。」

薩昆文愈來愈不耐煩了，他轉向克拉克先生。「看在上帝的份上，老兄，跟她談談啊。如果她是我妻子，我很清楚我會勸她怎麼做決定。我不會想失去她。」

克拉克先生不為所動。「不要告訴我們什麼該做什麼不該做，『看在上帝的份上。』我太太已經決定好。她在救世主的手裡而不在你手裡。」

「做這個的不是救世主的手，」薩昆文指著莎拉左太陽穴上方的小傷口，「而是我的手。而我現在告訴你，她需要治療才有可能熬過接下來的半年！我做這行已經十二年了，我從來沒看過耶穌跑來拔走裡頭的瘤。」

「醫師，」莎拉冷靜地說，「我們現在告訴你我不要墮胎。耶穌在我頭內弄什麼不重要，但我對小孩做些什麼最重要。因此你乾脆准我出院回家算了，我不用治療了。」

薩昆文蹙額不悅。「法蘭克，替克拉克太太測一下血清裡的苯基巴比妥酸值，逐漸停止她的 Decadron（一種消腫用之類固醇）。要是她想保住小孩不要治療，索性連類固醇都停掉算了。讓她一星期後回來拆線吧，讓她到住院醫師門診。」

「住院醫師門診？」我問。

「是的，住院醫師門診。目前我已沒什麼可幫她了。」主治醫師不想繼續追蹤某個病人的進展時，病人便被丟給住院醫師。儘管技術上而言，主治醫師仍在盯著這件案子，但實際看護病人的工作則落在住院醫師頭上。

「可是……」

「住院醫師門診就住院醫師門診吧，我們沒意見。」克拉克先生說。

薩昆文一陣風地走出了病房。我尷尬地看著克拉克夫婦。「我想他有點神經過敏。」

「孩子，不用替他找藉口，」克拉克先生提醒我。「他有他的觀點，我們有我們的想法。」

「克拉克太太，你真的想死去嗎？」

「不，我想生下這小孩。」她眼淚湧出，我還是第一次看到她哭。「你剛進病房來時，」停頓了一下她說：「你說過這些腫瘤可能還不錯或很糟、很糟糕。那麼，惡性的神經膠質瘤呢？」

「在兩者之間。」

「在兩者哪裡之間？」

「唔……將『很糟、很糟糕』的『很糟』去掉吧。」

「夠好，夠好了。」

切片檢驗兩天之後，莎拉回家了。這場競賽已經開始。

誰會長得比較快？是胎兒呢，還是神經膠質瘤？

* * *

癌和胚胎真可謂異曲同工，兩者都是由一些行動力甚強的細胞所組成，都在拚全力地分裂。受精後的卵細胞從單一的細胞開始，只不過數星期之後，就蛻化為一個小小人兒。在這段高速發育期間，胚胎裡的細胞從這部分遷移到另一部分，十分自由容易，從原先混沌、看起來都差不多的一堆細胞中，排列出各個複雜的器官來。癌細胞的遷移能力，與胚胎細胞很相似。

癌細胞和胚胎細胞相似之處，還不只有遷移能力而已。胎兒時期身體組織製造出來的一些蛋白質以及荷爾蒙，在成年人的癌化組織裡又突然重新出現！有種叫癌胚抗原的蛋白，一般只在胚胎的結腸裡才存在，卻往往在成年人的結腸癌組織重現江湖。事實上，從血清檢驗中找尋這種蛋白，正是容許我們及早篩檢是否患了結腸癌的方法。從機械論的觀念來看，癌症並不是成年組織衰敗轉化為老朽無用，而是一種返老還童。

於是，癌細胞重溫胚胎時期的如日中天，硬是不准年長成熟的身體組織安靜地執行任務，而回到可以任意成長及游移的年輕歲月。就這樣，癌症反映了生命的對稱。我們從塵埃裡來，終於也回到塵埃裡去。癌症病人結束生命的模樣，正如同生命開始時的樣子：都是一大群沒有組織、四處流浪的細胞。

如果說，成年人的腫瘤，是因為已分化好的細胞出現失誤，倒退回胎兒期的行為而起，那麼小小孩童的腫瘤，則是由於某些不願長大的胚胎組織才發生。這些「小飛俠彼得潘」細胞在小孩出生之後，依然表現得像胚胎細胞。瑞碧卡的ＰＮＥＴ只是其中一例。ＰＮＥＴ裡的都是難以駕馭的胎兒神經細胞，無休無止地企圖再造一個新的小腦——完全罔顧小腦早已長好。得PNET的小孩簡直就是帶著腦癌出生的。反過來說，這種腫瘤的胚胎性質，正是它們如此難以治療的原因。胚胎細胞的任務是：製造一個小孩。而它們是如此全力以赴要達成任務，唯一能阻止它們瘋狂行徑的方法，是殺死病人。生命巨輪必須繼續轉下去。

癌細胞和胚胎組織的相似，使得它們都會受到抗癌治療的影響，因為治療的方法往往就是嘗試壓抑細胞的分裂。因此之故，如果癌症病患決定墮胎，其中根本沒有什麼道德議題好辯論的，沒有人會責怪莎拉——沒有人，也許除了她自己。至於她是基於宗教信仰，還是因為希望能在死前看到自己的小孩才做出不墮胎的決定，我就無從猜測了。

隨著她每次回來複診，有一件恐怖的事愈來愈明顯：她的腫瘤逐漸處於上風。

＊＊＊

我繼續追蹤著莎拉的病情；即使是輪調在實驗室的住院醫師也需要去看住院醫師門診部。做完切片檢驗滿兩個月後，後續追蹤掃描結果顯示莎拉左腦有一塊更大更恐怖的東西。她的右手愈來愈笨拙，說話和寫東西都出現錯誤，算術能力更是一落千丈，克拉克先生只好接手管理家裡的帳單。在此之前，雖然克拉克先生是個MBA，家裡的財務問題全由莎拉來處理，結婚五年來一向如此。現在發生這事情使她的情緒十分低落。

「他不肯讓我……寫……花園，」她停停頓頓地說。

「花園？」我問。

「是。」她從皮包抽出支票簿。「花園……這些，他不肯讓我寫，花園，再寫。」支票上的圖案是花朵。

「他不讓你簽支票？」

她用力點頭。克拉克先生站在後面，從頭到尾沒有半點要更正他妻子說話的意思。也許是不想面對事實，也許是不想在公開場合令她尷尬。也許他們生活在一起夠久，他已經很了解她，覺得不需要替她翻譯。

「你頭會不會痛？」

「一點點，小小……敲，」她回答：「我的頭……呃……敲……一下下早上有一次……只有。」

「好，好。小孩怎麼樣了？」

她笑起來，右嘴角稍微往下歪。「對！」一個字抵得上千言萬語。

「那麼，小孩都一切安好？」

克拉克先生開口說話：「上星期我們去看過婦產科醫師。一切都按正常時間表發展。」

我想到掃描片子；有些東西不按正常時間表而提前發生了。

「克拉克太太，電腦斷層掃描顯示有些惡化水腫，我想我們要重新開些類固醇給你。」

她的微笑立即煙消雲散。

「有多壞我的頭？」

「我想類固醇會有點幫助，對你的說話也會有幫助。」

我給她開了一劑低劑量的 Decadron。接下來一星期，她的說話能力回復正常，右手功能完全恢復，頭痛也減輕了。莎拉以及她先生高聲讚美，說我是個奇蹟創造者。但在我心深處，我知道我又在和浮士德的魔鬼打交道了。就像多年前跟腎上腺素討價還價，以維持ＢＧ的特氟隆心臟活下去如出一轍，現在我又把靈魂賣給 Decadron。Decadron 和腎上腺素都是要你付出代價的神奇藥品。它們先給你你想得到的結果，以後再來割下你身上的一磅肉。在腎上腺素的情況，那一磅肉是腎臟以及四肢，這些部分最後缺血而亡。類固醇呢，長此以往會出現肥胖、糖尿病、傷口不易康復、肌肉無力以及骨質疏鬆等不良效應。

跟ＢＧ一樣，莎拉不給我其他選擇。Decadron 已經是可以給她用的最安全藥品了。至於它能否幫她撐過四個月，熬到預產期，則仍有待分曉。

＊　＊　＊

幾個月過去了。每週，莎拉的說話以及頭痛愈來愈糟，逼著我加重藥量。懷孕加上加重的藥量驅使她那一度柔軟如舞者的身體變成一個大胖梨。她更變成了一個少不了胰島素的糖尿病患，臉龐因發脹而成了圓形，輪廓再也不分明。她的兩頰以及背部滿是青春痘一般的紅疹，頭髮變稀疏及脆弱易斷。兩手及前臂的皮膚變薄，容易瘀青、脫皮，出現慢性潰瘍。現在當她來複診時，都是坐在輪椅上，因為類固醇使她兩腿損壞，撐不起她的大腰圍。我發現很難將眼前的莎拉跟從前的她聯想在一起。類固醇帶來的副作用太強大了，比我的預期還要強大得多。

儘管忍受這麼恐怖的副作用，類固醇的功效還是日漸減弱，莎拉口吃的話語退化為「單字什錦」，最後再退為完全聽不懂的胡言亂語；她右手的衰弱變成癱瘓，懷著身孕的肚子愈長愈大，四肢卻愈見萎縮。她的身體同時被兩個寄生蟲分食：一個是癌腫，另一個是胚胎，兩者都為了自己的生存而要莎拉鞠躬盡瘁。婦產科醫師指示產婦多吃點維他命，但這樣做是為了產婦本人而不是為了胎兒。胎兒對於它要拿什麼取得什麼清楚得很，而母親的新陳代謝十分樂意提供一切。癌病也是一般兇悍。莎拉一根蠟燭兩頭燒，而這場戰爭她快要輸了。

我曾經希望，腫瘤長成球狀，而且一等胎兒七個月大就可以給她放射治療，或者如果她的語言能力已退化到無可再壞的地步時，就乾脆替她動手術切掉腫瘤，以延長她的壽命。很不幸地，這塊癌不肯合作。癌這個名稱的原來意思是螃蟹，而名副其實地，莎拉腦內的腫瘤像螃蟹般橫向發展，侵入腦室進入腦脊髓液裡。一旦接觸到腦脊髓液，兇惡的癌細胞就會隨著腦脊髓液漂浮到腦幹和脊髓處。

一天傍晚，她跑到婦女醫院求助，不住地吐。產科醫師立刻通知我，因為她已懷孕八個月，不太可能因害喜而嘔吐。那邊急診室的住院醫師在電話上告訴我發生了什麼事。「她丈夫說莎拉毫無徵兆就開始吐起來，根本沒有噁心的感覺。」

我知道，這是「腦幹嘔吐」，亦即由於腫瘤侵襲到腦幹負責控制嘔吐的中心。沒什麼噁心感而嘔吐使人十分難受尷尬，病人上一刻還好端端地，突然卻吐到別人身上。腦幹嘔吐有兩個令人恐懼的特質：這種病常常無法改善，而病人在病發之後鮮少能活過幾個星期。

婦女醫院的住院醫師問我要不要將她送過來，我說不用了。不管莎拉的小孩準備好了沒有，已經到了將它弄走的時候。莎拉已經撐到她必須撐到的地步，假若她還能說話，恐怕她企盼的也不過如此。這地步對她而言也許並不是最理想，但對小孩來說卻是再理想不過了。

＊　＊　＊

我跑到婦產科的病房去探望莎拉。她醒著，但說不出話來。到了現在，她右邊的身體已完全癱瘓，從臉部到手部到腿部全不能動。一根胃管從她鼻孔裡冒出來懸盪在那裡。我走進病房時，她正低著頭，左手慢慢撫摸她的大肚子。我走近病床，她抬起頭來看著我，一臉茫然，接著又低頭看她的肚子。克拉克先生從椅子上站起來，示意我跟他一起到房外談。

「他們用胃管餵她，但她還是經常吐，」他說。「醫師試過抗嘔吐藥，但全不管用。他們說，如果她還繼續吐，就要在這星期剖腹取出小孩。已經三十六週了，我們認為現在剖腹生產總比邊懷著孩子邊吐好。此外，她還有血壓和血糖問題，右腿可能有靜脈炎，但他們無法處理。血塊隨時會跑到她的肺部，要是那樣，我可能大人小孩都會失去……」他緊咬嘴唇，熱淚盈眶。

我笨笨地想岔開話題不談死亡。「類固醇還真的給她帶來很多問題。」

克拉克先生鬱鬱不樂的面容突趨怯懦。「呃……我要跟你招供。過去幾個月我們將藥量加倍，沒告訴任何人。」

「你怎麼能那樣做？藥丸的數量是固定的呀。」

「我們跟家庭醫師還有產科醫師拿。我們告訴他們你開的處方弄丟了，而我們找不到你或薩昆文醫師。」

「為什麼？」

「莎拉想錄下一些畫面留給小孩。她錄了二十一集賀辭——每年生日一集直到小孩十八歲，另外是當他中學畢業、大學畢業和結婚時看的。」

「他？」

「我們照過超音波，是個男孩……總之，要錄這些錄影帶，她希望有一、兩個月能口齒清楚，直到錄完，她不肯讓我看那些錄影帶，因此我無法幫她錄。有時候她吃一大把藥丸才說出來幾句話，有時根本全吐出來。有一次，我們開車到俄亥俄州，找了家醫院的急診室，假裝正在旅行而藥剛巧吃完，跟他們多要了些藥丸。誰會懷疑我們呢？影帶全錄好了，放在律師處，在恰當的時機他會將影帶拿出來。」

「她是個堅強的人。」

「太堅強了。晚上我躺在那裡睡不著，不知道我們做的究竟是對是錯。主耶穌啊，小孩生下來她卻不在，我怎麼辦呢？我怎麼辦？小孩生下來之後，難道你們真的什麼辦法也沒有了嗎？難道不能再進行放射治療了嗎？」

「克拉克先生，那些我們全都討論過了。現在腫瘤已經跑到腦室裡，將腦幹下部團團圍住，甚至可能跑到脊椎……其實如果它還沒跑到那裡才怪。到了這個地步，做放射治療就太殘忍了。」

他點點頭，將流到臉上的幾滴眼淚擦去。

第二天，莎拉的癲癇又發作了一次，過了足足一小時才被控制下來。傍晚，她被送進手術室。

＊　＊　＊

剖腹生產四天後，我去見了莎拉最後一面。她已不太有意識，靠點滴活著。站在床邊看著她時，護士將五磅七盎斯的小克拉克抱進來；放在她懷裡。他十分健康。莎拉低著頭，一雙大眼睛瞪著小嬰兒，木無表情。過了一分鐘左右，她轉過頭去，閉上眼睛。我差不多能感覺到她的意志力慢慢離開她的身體，甚至有點預期會聽到她又能發出聲音，說最後一句話：

「完成了，結束了。」

在那裡，一個小鎮的一家小醫院的小小病房內，我親眼目睹了生命巨輪再次輾過，轉了一圈，重生。母親和後代已經達成使命；很快腦瘤也會達成它的使命。

她生命中最後幾天，莎拉還有多少意識能力品嘗弄兒之樂呢？我不知道。我只希望事情沒那麼諷刺，我希望在她內心深處，她為了贏得這一生只有一次的勝利而歡呼！

小男孩出生後一星期，院方做了件大家希望永遠不會再碰到的事：將莎拉從產科病房移送到癌症安寧病房。類固醇——她像吸海洛因般依附的藥，替她換來時間錄下一堆影像、否則兒子根本不記得她是誰的藥——全被停止了。

* * *

許多年過去了。我再次到莎拉墳前，再讀一次——最後一次——上面刻著的墓誌銘：

莎拉・克拉克

一位

可愛的妻子

全力奉獻的母親

第十三章 歸屬

「注意看，」她說。

她兒子打開候診室的門，葛麗絲搖搖擺擺走到外面走廊，

一手握著一個孫女的小手。

輕易地走了二十碼，慢慢轉了個身又走回來。

我們互相對望著，臉上綻放著同樣燦爛的笑容。

她走出我的生命，回到屬於她的地方。

我也一樣。

我瞪著面前凝結成一團的碎牛肉餅，默默冥想著當上神經外科總住院醫師的第一天。身上白袍才剛漿熨過，手上拿著的一疊資料卡白雪雪全是新的，心理情緒也充分調息好。但我知道這情況只是暫時，是暴風雨前的寧靜。

七月裡一個潮濕的早上，清晨七點鐘，我在等待新的住院醫師團隊，進行首次卡片早餐迴診。院方分配給我的資深住院醫師是馬克，他剛完成病理科的訓練。芝加哥大學畢業的戴夫，在賓州大學醫院當完了實習醫生，將會是我們的資淺住院醫師。我感覺十分孤單，手指緊張兮兮的敲著桌子。原來的兩位導師──蓋瑞和艾力克──都離開了，他倆的帶領真讓我懷念。馬克已經在這裡四年，但我跟他不熟，只在「死亡&甜甜圈」會議上，知道有他這號人物。我跟戴夫正式碰過面，他來面談時我負責招呼他，但那也已經是兩年多前的事了。團隊中另一名實習醫師成員呢，就跟所有實習醫師一樣，對神經外科還是個零蛋，只知他叫包伯，一副娃娃臉的小孩，聽說未來「長大後」打算走骨科，這個月就靠他來補這個位置。哎呀！幾個可說是素昧平生的陌生人被組合起來協助我，而我們要應付的卻是打雷閃電！

總醫師的成敗，關鍵在下面的醫師團隊。忙起來的時候，我們光是普通病房內就有二十到三十個病人，前廊內另有六位準備動手術，加護病房內十個病人，還要照會其他科的病患，這部分大概有十來個。至於手術時間表呢，有時一天之內會動九或十個開顱手術、十二個脊椎手術，這還未包括創傷或其他急診病患。打從我當資淺住院醫師開始至今，工作量增加了五〇％，但住院醫師的人手可沒增加。簡單的比較一下：一九六〇年代早期的總醫師通常同時只需面對八個住院病人。偉大的庫興一生之中動過兩千多次的腦部手術，我們醫院一年就做了那麼多次了。一九七〇年代期間，神經外科跟其他專科外科一樣飛快發展，以指數的方式遞增。單靠我一個人，是無法知道所有事情的進展，但院方還是預期總醫師無所不知。總之，我要靠屬下提供資訊。

總醫師橫跨兩個世界。對年輕的住院醫師來說，總醫師只不過又是一個工頭，專門決定他們何時值班、要做多少次脊椎穿刺，「準備好、有能力」做哪些手術等等。而對於主治醫師來說，總醫師只是隻短尾巴小狗，是隨著每一聲號令起舞的跟班。總醫師好比軍隊裡的班長，普通大頭兵或上面的長官都不把他當朋友，身負重責大任然而沒有多少權力。但無論你受到院方醫師多少虐待，當總醫師的還是得樂觀進取，從早到晚笑口常開，充分合作，完全配合。用蓋瑞的話就是，「吃大便，還要表現得好像這是你最愛吃的一道菜。」再過不到一年我也會搖身一變成為正式的主治醫師，因此眼前絕對不能對主治醫師有任何不周到之處。他們是我以後的工作消息來源和替我寫推薦函的人呢。

七點十五分，馬克、戴夫和包伯各自端著滿滿的一盤食物，魚貫來到餐桌前。神經外科的護士長也加入我們。

「很——很高興看到各位都這麼準時！」我呻吟一聲，看了看手錶。「老闆剛告訴我一個新規則——住院醫師要在七點二十分到達各自的手術房——那等於說我們有整整五分鐘來討論二十二個病人。吃快一點，各位。」

實習醫師先說。立刻，我發現自己很急躁地責怪他，給他麻煩：關於病人上大號、手術後是否頭痛以及沈睡，語氣就和當我在念醫學院三年級時的卡爾同樣地傲慢專橫。這感覺很古怪。多年後我還有一次類似經驗。車子開到半路上，我轉過頭來跟拌嘴不斷的女兒說，她們再不安靜下來的話，我就把車停在高速公路的路中央！在那一刻我變成我父親。現在，我變成了卡爾、瑪姬、蓋瑞以及其他所有帶過我的總醫師。巨輪在轉動著，一代退下讓給下一代，留下一些雪泥鴻爪。六年後，戴夫也會坐在這位子上，語氣像我。

快馬加鞭討論完病人的問題後，大家往手術室前進——晚到了十五分鐘。不消說，老闆怒火中燒。於是，我生平最糟的一年就此展開。

＊　＊　＊

「該死的，佛杜錫克，還是同一個病人嗎？」老闆右腿抵著手術室的門，站在門口砲聲隆隆。外科醫師的行話裡，問另一個正在主刀的醫師是不是「還是同一個病人」是一種侮辱，意思是說比較優秀的醫師花同樣多的時間早已在處理下一個病人了。

「是，老闆，這還是同一個病人。他的乙狀竇出了一點血，但現在已經停止了……再十分鐘就可以繼續打開他的硬腦膜了。」

「我當然希望如你所言。接下來還有一件頸椎間盤手術等著用這房間，三點鐘我還要開行政委員會會議。所以，手腳俐落點。」

就這樣，一天天過去，一星期一星期地過去。院裡的主治醫師無時無刻不在找我麻煩。「還是那個病人？」「下午三點我要去……」「你以為你他媽的在幹嘛？」「請你離開他的視覺神經遠一點，拜託。」

三餐完全不正常，體重減輕了二十磅。我很怕走出醫院大門，生怕就在我外出時，某個病人垮了或者什麼創傷病人剛巧被送進來。而由於理論上總醫師不用直接看診，因此院方管理階層並沒給我分配床位——雖然事實上我得在醫院熬夜的次數比資淺住院醫師還要多。晚上，我只好在黑漆漆的醫院裡逛來逛去，像無家可歸的流浪漢，想找個又溫暖又柔軟的地方睡一下。有個專做移植手術的醫師，經常霸占醫師休息室的沙發，我只好另找門路。如果病房沒全住滿，我會找間空病房睡，否則就跑到住院醫師休閒室，躺在撞球台上。當你連續三十六小時沒睡過覺時，連石頭都變得很舒服。

不過，我從沒試過在手術台上睡過，我知道以前有些總醫師這樣做過，我可沒這麼大膽。我們器官移植小組太積極拚命了，我怕等我醒過來時連肝都不見了。

＊　＊　＊

事實上，我們醫院的器官移植服務知名度甚高，也因此大部分的手術時間以及資源都被他們占據。移植部門的明星等級，連帶影響到相關的醫師，他們總是帶著一種壞壞的、傲慢的魅力。我還在當住院醫師的年頭，地方電視台每天都在播報移植新聞，醫院裡的資深移植醫師成了大明星，新聞不停地歌頌著各種器官捐贈者和接受者和器官和疾病的排列組合，譽之為醫史上的里程碑。「某某小女孩成為世上首位接受黑人捐贈肺臟的亞洲人，她因肺部疾病引致高血壓……請收看晚間十一點新聞！」我們的醫院當時是——現在仍然是——別家醫院難以望其項背的器官移植中心，但我慢慢覺得很不耐煩，因為在媒體的觀念中，藉由器官移植救回來的性命，比清理硬腦膜下血腫或使昏迷的糖尿病患者醒過來要值得欽佩。有個媒體特別寵愛、記者持續追蹤報導多年的換肝人，有一天突然去世，我們市長便宣布當天全市誌哀。這個人的死去十分悲哀，是的，但難道其他的死亡就不悲哀了嗎？什麼時候市長才會頒布莎拉・克拉克的哀悼日？

不錯，心臟和肝臟移植等手術確實算得上是英雄事蹟，需要極多技巧再加上極大的運氣才能成功。但從國家整體健康政策的角度而言，類似的移植都只是零和遊戲：救了一條命，同時死去一個人。我住的城市成功地說服很多人辦了器官捐贈卡，但大家都不想年紀輕輕、身體健康卻以腦死的方式結束一生。而器官移植計畫之所以能繼續下去，端賴英俊漂亮屍體的源源不斷——許多正當盛年、卻由於各種沒來由的悲劇以致腦死的人。一般的成人器官，都是來自於車禍或槍傷意外；小孩的器官則大都來自被父母用力搖動或虐待致死的無辜孩子。

而雖然現今做過移植手術的病人情況都不錯，但給他們器官的人如果沒被子彈打到或者沒有撞上電線杆，絕大部分都會活得比那些病人久。我全心全意支持器官捐贈的做法——這不失為製造不幸中之大幸的好方法——但我們實在不應忽略掉一個更重要的目標：首先，讓大家避免成為器官捐贈人。

神經外科經常被移植科的醫師騷擾，因為他們的潛在器官捐贈者，往往都先當過我們的病人。有時候其他醫院甚至會送些腦死病人到我們單位，為的是要我們鑑定病人是否可當捐贈者，這個做法最令我們憎厭煩惱。首先，這會占掉我們一些空病床，再來住院醫師要替這名活死屍記錄病史、抽血、做體檢以及插上點滴——通常在半夜裡被叫來做這些事——而做移植的傢伙啥瑣事都不用做。

在那個還沒有器官移植基金會和器官取得交流網的年代，跟捐贈者家屬取得准許的重任就落在主治醫師的頭上（而這又轉嫁到值班的神經科住院醫師的頭上）。偶爾，我們很意外地發現，家屬根本未被告知他們的親人已「合法」死亡。其他醫院的醫師經常迴避這個問題，只告訴病人親屬說，需要將剛過世的病人送來大學醫院做進一步的「評核」——這句話是事實，但不誠實。

還有一次，我們要向讓別人腦死的罪魁禍首取得許可，以摘取器官。那一次我們要打電話到監獄，找一個開槍打死太太的人，請他准許我們使用他太太的器官——當時他才入獄沒幾分鐘。後來，這名男子宣稱太太的死不應由他負責，說他太太是被做移植的人殺的。法庭後來還是宣判他的謀殺罪名成立。

器官捐贈這檔事還有更多的驚異傳奇。有個年輕的腦瘤病患從紐約被空運送來，肝臟要捐給醫院裡瀕臨死亡等候換肝的病人。等候接受肝臟的病人已被送進手術室，移植小組一切準備就緒，初步切片及血液比對顯示器官跟病人身體是絕配。其中只有一個小小的問題：捐肝者還沒到腦死的程度。戴夫打電話到我家，告訴我這名紐約病人對疼痛還有「去腦強直反射」。

腦死乃是指經多項神經學檢驗後，鑑定病人確實已經完全失去腦部以及腦幹的所有功能。雖然尚有一些輔助檢測可用，例如腦波圖（EEG）可用於量測腦部的電力活動，但腦死的判定最需要的還是臨床診斷的依據。已經腦死的病人四肢無法有意義地活動，沒有呼吸、對疼痛全沒反應、瞳孔對光沒反應，以及沒有嘔吐等條件反射能力。去腦強直反射，即四肢對疼痛所展現的僵硬伸展，起碼需要一個活腦幹才能做到，因此還稱不上腦死。

我告訴戴夫立刻給病人做斷層掃描，然後衝到醫院去看看這個死而復生的傢伙。抵達醫院時，原本要捐出器官的病人已回到神經科，身旁圍了一堆神經過敏的移植科醫師。戴夫站在看片箱前面看著斷層掃描的片子。

「這個『器官捐贈者』小腦有個大腫瘤，」戴夫壓低聲音說，「我們也許可以幫他，但兀鷹們已來了。」他回頭瞄了一下。兀鷹是我們給移植科醫師取的綽號，他們確實跟兀鷹很像，有一種嗅到腦死趕來的特異功能。兀鷹們每天都在加護病房盤旋不去。

「管他們的，我會應付這些兀鷹……快帶他下去，我們把這腫瘤拿掉。究竟是什麼鬼醫院送他來的？」

「我記不得了，某家名不見經傳的……他們告訴病人家屬他得了腦癌，跟死掉已差不多。家屬們一定是從電視新聞看太多移植的好事了，因此要捐出器官。心地很好，但時候可能還未到。」

我走過去跟移植小組說話。「抱歉，各位，但就像馬克吐溫說的，這個人的病情報告太誇大不實了。我們要留下他。也許等下一次吧。」

「放屁，」其中一人口吐毒汁。「看看他，他只剩下去大腦反射了，等一下就什麼都沒了。我們過一小時再來。」

「你的神經科住院訓練在哪兒修的，我們博學多才的朋友？後腦病灶造成的去大腦反射並不如你想像中那麼壞。也許明天早上我們的紐約朋友就自己吃著炒蛋早餐了。」

「你意思是說插著鼻胃管吃藥水吧。我一看到腦死的傢伙立刻就認得出來，而樓下還有個肝臟衰竭的女士在等著呢。」

「你這是什麼笑鬧片的對白還是什麼的？他還沒死，你不能拿走他，閃一邊去。」

一大群人慢慢散去。那天晚上我們切除了腦瘤，一星期後這名病人就大踏步走出醫院了。捐贈器官的名單上少掉一個人，但這位先生不像會介意發生這種事。再過兩年，腫瘤才真的奪去他的生命。

＊　＊　＊

鈴！有什麼聲音會糟得過半夜裡的電話鈴聲？輪到實習醫生值班的夜晚，我不如不要睡覺算了。拿起話筒湊到耳邊，以後打算走骨科的包伯情緒激昂地講個不停。

「有槍傷！就在兩眼之間正中央！我要怎麼辦？替她拍斷層掃描還是帶她去開刀房？」

「慢一點，包伯。槍傷入口及出口在什麼部位？」

「就像我剛剛說的，入口在兩眼之間正中央，就在鼻梁之上有個一公分大的洞。出口在後面枕骨，但傷口有很多頭髮和血，全凝結成一團，我不大確定正確位置……我不敢靠太近看……」

「放輕鬆點，我不想你吐到傷口上。病人插管了嗎？」

「沒有。其實她是醒著的。」

「怎麼說？」

「她想喝咖啡……我們能讓她喝咖啡嗎？如果她快要進手術室可以喝咖啡嗎？」

「讓我複述一遍。有顆子彈從她兩眼之間打進去，從後腦殼跑出來，而她想跟你討杯咖啡喝？我說得對嗎？」

「對呀。送進來的時候她還不省人事，突然醒過來了！有夠怪異，是不是？」

「通知掃描的人，我也會過來，我要親眼看看。你問問她咖啡裡要不要加奶精和糖。順便替我多倒一杯吧，多加點糖。等會兒見。」

我連忙換衣服。這位小姐不可能清醒多久，我在想。那顆子彈一定會打到什麼靜脈竇的部位。就算沒有，她的腦袋等一下一定腫起來。

趕到醫院時，傷者還在急診室裡等電腦斷層的掃描結果——不是坐在問診室裡，而是坐在候診室裡看電視上的午夜場電影！她的頭上包著血淋淋的紗布，身旁坐著一名女警。

「你就是被開槍打傷的人嗎？」

「唔，」她回答，聲音像在夢遊般，還在專心看電視。

「請你跟我來好嗎？」我對著她鉤了鉤手指，示意她往急診室走。她不耐煩地掃了我一眼，但順從地站起來。在問診室裡，她說明發生了什麼事。

「我男朋友有點喝醉，生氣了，很生氣，知道我意思嗎？真的很生氣，就開槍打我了。我想我當時立刻昏了過去。我知道他不是故意的……你覺得我今晚就可以回到他身邊嗎？他們說不可以。」她指了指跟著我們進來、長得像獅身人面像的警察。「我曉得他真的愛我。他不是故意的，我知道他不是故意的。」

傷口就跟包伯形容的一樣。我檢查她後腦勺，撥開密密麻麻的頭髮，看到一道鋸齒狀的傷口。正在左看右看，一顆差不多全新的子彈掉到病床上，女警察一把將之拿走，交給等在外面的兇殺組探長。子彈的進口及出口都沒再流血，也看不到有腦漿或腦脊髓液。所有神經系統的檢查結果都很正常。這名女子怎麼會活著？

掃描結果提供了答案。槍彈打裂了她前額的骨頭，但沒傷到腦部。在頭皮和頭頂骨之間出現一道空間，裡頭是血混雜著空氣，從前傷口通到後面傷口。原來，子彈打到她前額骨，被反射往上，沿著頭骨，在頭皮下成曲線前進，終於從她的頭的後面穿出。這名女生的頭骨特別厚，天生的不正常卻救了她一命。

她的傷勢十分奇特，但她的態度更有過之而無不及，居然對於拿起槍抵在她兩眼之間開槍的人一點怨恨都沒有。畢竟他「沒打中不是嗎？」她不願意相信他做錯了什麼事，他只不過喝醉酒以及脾氣不好罷了。

＊　＊　＊

我們的頭蓋骨實在把腦袋保護得很好。有個中年牧師陷在無法自拔的憂鬱裡，終於決定不能再等了，要提早跟他的造物主會面，於是跟朋友借了把點二二的左輪手槍，對準自己右太陽穴開槍，昏了過去，醫務人員認定他已沒得救，什麼氣管點滴都沒插就送進醫院。到了我們急診室，他仍處於昏迷狀態，粗糙的臉上卻一片安詳。

由於他許多生命跡象依然正常，瞳孔對光有反應，我便下令替他拍X光。結果證明我的懷疑是對的：那顆小小的子彈卡在他的「蝶骨翼點」，這是在外耳道前面約兩吋左右的一處很硬的骨脊，因此沒打到腦袋裡。子彈的衝擊只相當於被拳擊手一拳打到，使他暫時昏過去而已，他沒受傷。

我盯著他的臉細看，剛好他意識慢慢回復過來。他以為已經身在天堂，眼皮眨了幾下，眼睛斜看著日光燈。

「這……這是天堂還是地獄？」

我拚命忍著自己的頑皮衝動不去作弄他，像突然在他面前點根火柴之類。「老實告訴你，牧師，這兒是急診室。不過，有時候這裡也滿像地獄的。」

他不由自主地哭起來，手捂著臉。「噢上帝，我真糟糕……真慚愧。我連自殺都不成功……」一吋大小的骨頭阻撓了這麼狂熱絕望的舉動。有夠諷刺的是，他被造物主的設計否決了。

我什麼都沒多說，讓他與內心的痛苦獨處。

我們給他注射過破傷風疫苗後，送他去精神科。之後就再沒見過他了。

＊　＊　＊

星期一早上。住院醫師門診部。日程表上滿是背部出問題或頸部受傷的病人。但有個病人的情況特別引起我注意：佛羅倫斯・珍威夷太太；診斷結果：腦膜瘤。

腦子外面包著三層東西：硬腦膜、蛛網膜及軟腦脊膜，合稱「腦膜」。腦膜受到細菌感染時，會形成腦膜炎。腦膜上長的腫瘤就叫腦膜瘤，差不多都是良性的，而且由於它們從腦子表面往外長而不是往裡長，很容易就可被切除掉。它們也長得很慢，可能好幾年甚至幾十年才大到能偵測出來。

神經外科醫師最愛腦膜瘤了，因此珍威夷會出現在住院醫師門診部，簡直像個謎。為什麼其他主治大夫沒把這病例抓走？不大可能是因為保險賠償之類的問題，其他醫師大概付錢也願意享受這種樂趣，替她切除這顆又大又多汁的腫瘤。戴夫已看過這位女士。

「戴夫，這個腦膜瘤在住院門診幹嘛？」

「噢，你是說珍威夷？她是個扭曲夫人。長期抑鬱、自殺過兩次，現在還加上老人癡呆，住在亞里遜老人院。」

「他們怎麼知道她得了腦膜瘤？」

「老人院的一個工作人員替她梳頭時，注意到她頭上長了塊東西，送她去做掃描。片子在辦公室。」

「她幾歲了？」

「六十七。」

我們回去辦公室。戴夫翻出片子放在看片箱上。珍威夷太太不單只得了個腦膜瘤而已，她得的是腦膜瘤媽媽：片子上一個大白球，占了她頭內三分之一的空間。腦膜瘤會使頭殼變厚，因此老人院的人才注意到那「塊」東西。

看到她，我明白戴夫為什麼稱她為「扭曲夫人」。肌肉收縮使她手腳全變形了。一張茫茫然的臉瞪著空氣。她很少說話，聽得懂一些簡單指示，但看起來的確很像得了老人癡呆症。

「我們怎麼處理她？」戴夫問。

「你怎麼知道她有老人癡呆？」

「呃……看看她這副模樣！」

「我們怎麼曉得那不是因為腫瘤造成的？」

「大概是不曉得。」

「有人掃描也沒做就判斷她癡呆得沒救？」

戴夫翻了翻她的病歷。「看來如此。」

我想了一下下。「馬兒已跑掉，大概追不回來了，腫瘤不腫瘤都一樣，恐怕改不了她的癡呆。」

「馬兒還不止跑掉了，」戴夫看了看躺在病床上的扭曲瘦小身軀，「馬兒已跑到湖邊喝水。」

「送她回去吧。告訴老人院『不，謝了』。」

看完其他病人我就回去巡其他病房。

＊　＊　＊

但那天晚上，珍威夷太太老是在我腦海裡徘徊不去，第二天也一樣，她的癡呆真的沒救了嗎？六十七歲並不算挺老，她健康也很好。我打電話給她大女兒。

「我媽情況不好已經兩年了。憂鬱大約是三年前開始的，但真正失去記憶及自制能力從兩年前才開始。大約半年前，她連我或我妹妹都認不出來。」

「三年前她是個怎樣的人？」

「媽開了個小小保險公司，開了三十年，俐落得緊。然後她算數字會算錯或算不出來，被迫停止上班。那是……唔……大約一九七六年的事。」

我跟她說明情況，告訴她腫瘤以及動手術的風險——滿高的，因為腫瘤實在很大，而且壓在左腦上。她很有禮貌地聆聽，但拒絕了動手術的提議。

不過，這件事情困擾她的程度不在我之下。翌日早上，我接到她的電話。三姐妹討論過之後（珍威夷太太是位寡婦）決定讓她動手術。我猜她們或我都無法在知道珍威夷太太的腦袋「可能沒事卻受制於一個良性腫瘤」的情況下，還能繼續若無其事地過我們的日子。我替她排了一星期後做開顱手術。

* * *

我請老闆拔刀相助——我需要他的三十年經驗為後盾。

那真是血淋淋的一仗。我們扳開厚厚的頭骨，立刻湧出一道血柱，我切開硬腦膜，找到腦與瘤之間的界面，開始用力拉拔腫瘤。但這方法太慢了，跟不上流血的速度。

「這永遠都沒完沒了，」我呻吟。

「我們必須快點將它弄出來，」老闆冷靜地下眉批。「每十五分鐘就流掉大約二百西西的血。」他轉頭看螢幕上的數據，跟麻醉醫師說。「你們跟得上嗎？」

「可能跟得上，但我們不想替她大量換血。」

老闆頭轉回來望著我，眼睛精光四射。「法蘭克，拿些棉花球來，準備好雙極電燒。我們用老方法把它拔出來吧。快點，好了沒？」我點頭。「那麼腫瘤上縫一條大尼龍繩子，穿過硬腦膜……這裡……對了……現在我手指放這裡……ＯＫ，拉！」

我用力拉扯，老闆則同時把他的肥大食指伸到腫瘤下面。他手指愈往下伸，那個紅紅的「棒球」就愈往上升，血流更多了。我右手拚命將棉花球塞到腦和瘤之間，左手提供拉扯的力量。腫瘤慢慢現身時，老闆又多伸了一根手指進去，然後又一根手指，不久珍威夷太太的頭簡直把他的整隻手掌吞進去了。

麻醉醫師很緊張。「血壓過低了。」

「想辦法！」老闆大喊一聲，頭也不抬，「付你薪水就要做事情。來吧，法蘭克，弄一弄那條動脈……好。繼續，快成功了。」

最後，那塊大東西滑到頭殼外，靠著幾條殘餘的硬腦膜吊在那裡晃來晃去。剪刀一揮，腫瘤掉到不鏽鋼盤子上。止血花了足足一小時，等傷口全乾，病人穩定下來後，我們才終於看到左腦被壓的恐怖形狀。腦膜瘤將珍威夷太太的左腦壓成一塊餅，而我們的手術又將大腦皮質弄得亂七八糟，不禁讓人懷疑她的腦袋是否真能恢復過來。

總之，老闆看來很滿意。

「做得好。那真是個大怪物。」他跟我握手，手套都還未脫下。「你現在真的是我們之中的一員啦。」

* * *

每年，我還會替珍威夷太太複診一次。每次來診所時她都穿著上班服，告訴我最近剛換的新車。她雙腿仍然僵硬，但整型手術已使她的肌肉攣縮減輕不少。她的女兒們說她活脫脫就是十五年前的那個人。

在我的醫師生涯裡，珍威夷太太真的是個里程碑。就算我此後再沒立下什麼偉大功業，當我走進墳墓裡時我已心滿意足。我永遠不會在月球上漫步，也不會拿諾貝爾獎或住在白宮裡。但我們那罕有的一份榮譽——將某個人從老人院抓走，將她的心靈、她的生命和家庭全找回來……你拿全世界來跟我換，我也不會願意。

＊　＊　＊

雖然偶爾出現一、兩位像珍威夷太太的病例，但總醫師的工作把我磨慘了。經常面對槍傷、腦死的器官捐贈者、來來去去的實習醫師、自我膨脹的醫師、疼痛病患，以及醫院的碎牛肉餅終於讓我受夠了。我對工作的熱忱日漸消散。我不再關心誰活誰死，我只想做完工下班，找回我的原來生活，回家看太太和小孩。像電影《非洲皇后》裡的男主角，我只能爬回去滿是水蛭的水裡，死命地將船拖向大海。

住院醫師生涯終於完畢，沒有張燈結綵，我正式掛牌行醫了。「成為他們之一員。」算了吧。最後一年做太多手術了，正式行醫的頭幾個月我感覺不到什麼快樂。訓練結束，我重新反省檢討自己的生涯選擇。

我們都是「混沌」的奴隸。混沌理論說，許多事情的結果，都要看起始條件如何。起始條件些微的改變都會影響結果。例如：球從車頭蓋滾下來。將它放在一個地方它會這樣滾，向左或向右移動一公釐，它會往完全不同的方向跑。球落在什麼地方完全看你一開始將它放在哪裡。

起始條件所帶來的衝擊被稱為「蝴蝶效應」。混沌理論說，亞洲的一隻蝴蝶拍動翅膀，幾個月後會在南大西洋造成颶風。我們的生活從自我的蝴蝶效應中冒出，年輕時最最細微的波動——我們的「起始條件」——製造出我們往後的一些極大變動。在我的情況，我想過當一名電腦專家，但大一時學校的電腦課額滿了。如果排隊登記修課時我早排一兩位，也許排進電腦班裡，便永遠不會走上醫師之路。是什麼拖延著我使我晚了一步？我記不得了，也許半路上去買了個漢堡，或者碰到朋友聊起來——無論是什麼，我的一生就此改觀。如果我修了心臟外科，像我原先所希望的，我可能變成穿著「心中最佳工作」T恤的人而不是腦外科醫師了。

蝴蝶效應：這裡一場對話，那裡錯過一班飛機……改變著我們生命的河流。在混沌激流中徜徉浮沈之後，我恐怕自己已漂流到遠處的陌生灘岸，漂流到不屬於我的地方。

正式行醫後三個月左右，有位七十歲、名為葛麗絲・卡達蘭奴的寡婦跑來看診，她坐在輪椅上，由她魁梧的兒子推著進我的診療室。多年來她背部及腿部疼痛不堪，站愈久痛得愈厲害。事實上她已不大能走路了，頂多只能從輪椅走幾步路到床上。

「噢，醫師，你是我們最後的希望了。我的關節炎嚴重到從這走到門那裡都不行。最近連晚上都會痛，沒站著也會。他們給我鎮靜劑，我的家庭醫師說這是關節炎，我必須忍下去，但我的鄰居說也許我的椎間盤裂開或什麼的。我很怕動手術，但只要能去掉這痛楚，叫我做什麼都行。什麼都行。我有兩個孫女兒——是對雙胞胎——四歲大了，她們一直問為什麼她們祖母從來不跟她們一起散步或帶她們去看電影……」她拭著眼淚。

我替她檢查，但找不到什麼麻痺的症狀，無法證明脊椎出問題。但根據她的說法，聽起來很像是腰椎狹窄，即由於關節炎而使得下腰椎孔變小；骨刺的增生以及韌帶變厚，使得下脊椎內的神經孔變小，裡頭通到腿部的神經線好像被一個環緊箍著般，形成慢性腿痛，亦即神經性跛行。這種病老人家常碰到，但大部分人都不會曉得原因，腿部疼痛和走路時曳足而行、舉步維艱都被歸咎於無法可醫的脊椎衰老或年紀太大。幸虧就算狹窄情況已很嚴重，手術還是很有效，增生的骨刺及韌帶都可安全地削掉。

我替她拍脊髓攝影，證實她第四和第五節腰椎出現嚴重狹窄。於是我替她動椎板切除手術，讓脊椎神經解除壓迫。手術無驚無險地做完，但她出院時還是坐在輪椅上。轉送復健中心之後，她就再也沒回來了——直到好幾個月之後。

有一天，當我檢視日程表時，看到卡達蘭奴的名字。但走進診療室時，卻只看到她兒子在那裡，坐在檢查台上。

「你母親呢？她還好吧？」

「媽媽不想進來。她想你去候診室跟她會面。」我沒意見。

像個年輕人般站在那裡的，是葛麗絲·卡達蘭奴，兩個頭髮捲捲的小女孩在她一左一右。

「注意看，」她說。她兒子打開候診室的門，葛麗絲搖搖擺擺走到外面走廊，一手握著一個孫女兒的小手。輕易地走了二十碼，慢慢轉了個身又走回來。我們互相對望著，臉上綻放著同樣燦爛的笑容。

真的，真那麼容易的話，誰都可以來做這行了。我檢查了她的傷口，跟她聊了一下，互道珍重。

她再度走到走廊裡，走出我的生命，回到她自己的生活中，兩個寶貝孫女在身邊。卡達蘭奴太太回到屬於她的地方。

我也一樣。

作者後記

醫術更迭、人性不變

寫這本《神經外科的黑色喜劇》之後，十二年就這樣過去了。書中記述了神經外科住院醫師的各種心路歷程，而這些人間悲歡實際發生的時間，更早在差不多四分一世紀之前。毫不意外地，神經外科的諸多面向早已大為改變，包括這個專業的傳授以及執業方式。

在美國，住院醫師生涯的最大改變，是最近剛立法通過、規定受訓醫師每星期最多可以工作的時數（八十小時）；當年我當住院醫師時，我們永遠工作到一切功德圓滿為止，有時連續好幾天不間斷，一星期往往工作超過一百小時。不消說，我們這些「灰髮過來人」視今日的受訓醫師為——我要思量摸索最正確的字眼——弱不禁風！

至於手術方面，書中談到的過程依然大同小異，可是過去二十年的趨勢，是減少侵入性的醫療方法。真的，其實終極目標是根本不要動手術。就像以前我有位同事常說，「過世時傷疤最少的人贏。」當然囉，他是個內科醫師。動手術而沒出現傷疤並非勝利，「破產」是比較貼切的原因。

今天，大部分顱內動脈瘤均非採取手術性的處理方式，而是使用微細的白金螺旋線圈將之栓塞。醫師在病人腹股溝的股動脈插入一條長長的導管，經由導管，把螺旋線圈送到血管的缺口處，將線圈纏繞在動脈瘤裡。線圈的金屬纖維引發血液凝結，在血管瘤形成血栓，從而避免了開顱手術的風險。只有在極少數的情況下，當這種方法失靈時，才會動手術。同樣地，腦下垂體腫瘤還是透過鼻子取出，但現在更多病人會接受非手術式的放射線治療，使用由電腦輔助的鈷放射線儀器，稱為「立體定位放射手術」（stereotactic radiosurgery）。無論腦瘤是惡性或良性，這種方法均有助於減少需要動手術的機率。

很不幸，得到惡性腦瘤的病患並沒有比一九九〇年代的病人更易渡過難關，也沒比一九八〇年代，甚或一九七〇年代的病人更占優勢。事實上，就惡性腦瘤診治來說，上一次出現重大進展是在一九五〇年代，當力量更強大的放射治療機器面世之時；隨後只有些微進展，甚至沒啥進展了。

不過，這些改變並不代表神經外科醫師需要另謀生路。手術占比永遠最多的脊椎手術就依舊生意興隆。隨著人口老化，更多人的關節和椎間盤退化變壞，但今天的長者喜歡追求更多、強度更高的活動，而且也理應如此，結果脊椎手術的數量或複雜度皆呈指數式直線上升。同樣，處理疼痛問題的神經外科處置，包括脊髓刺激器以及嗎啡幫浦的植入等，簡直是個成長中的工業。

至於創傷顱內血腫、危及生命的腦腫瘤、腦膿瘍、子彈創傷等各式腦手術，當然照舊進行，但手術與時俱進，變得愈來愈小型，也愈來愈「聰明」。拜各種新科技之賜，比方說利用「無框架立體定位系統」（frameless stereotaxis，一種腦袋中的 GPS 導航系統），現今的外科醫師擁有前所未見的能力，可以隨時知道自己在這個「三磅重的心靈宇宙」之中究竟跑到哪裡，又做了什麼。美國好幾個手術室在手術台一端安裝了磁共振掃描器（MRI），讓醫師在手術進行的同時，可以同步看到腦內的情況。

目前發展最快速的，是稱為「功能性神經外科」（functional neurosurgery）的部分，做法是銷毀極微細的部分腦袋，或是安裝電流刺激儀器，有點像植入一個腦袋的節律器。其實類似的科技早已存在多年，甚至在一九八〇年代我當住院醫師之前就已存在，但近年電腦硬體突飛猛進，加上對大腦的知識不斷疊加，使得功能性神經外科技術達到了無與倫比的成功。

「深腦刺激術」（deep-brain stimulation, DBS）對帕金森氏症效果卓著，大概很快就會被定位為初步治療時優先採用的方法。現時的初步治療方法是使用 L- 多巴（L-Dopa，會在腦部轉換成多巴胺，促進上運動神經的改善）或其他類似多巴胺的口服藥物；一般要等到藥物對某位病患已經逐漸無效（典型的情況是病發五到十五年後），又或者病患對藥物出現的副作用難以忍受時，方會動用手術。在病發早期階段首先使用刺激器而非藥物，卻是近代反侵入式手術潮流中，一個極為特殊的例子。

深腦刺激術可能還有更寬廣的應用呢。最近《自然》雜誌報導了一個陷入半昏迷的個案，經由深腦刺激而得以恢復。於是，正如生命中的許多情況，正當外科醫師面前的一扇門慢慢關閉之時（沒有血管瘤手術可做了），另一扇門卻打開（更多的功能性外科手術）。我懷疑外科醫師會有完全無事可做的一天。

結果，近期深腦刺激術的這些進展，對我而言意義特別重大。二〇〇一年間，我的左手開始輕微顫抖，但並不妨礙我在手術室的表現，起碼一開始時沒有影響。但我的不穩很快變得明顯，病人和同事都注意到了。雙手不穩定的腦外科醫師，嗯，隨你喜歡用任何比喻，總之是不妙。我開始限定自己只做一些簡單的手術，諸如單純椎間盤或腕隧道手術，但情況還是逐漸惡化。到了二〇〇二年底，我必須放棄動手術，純粹當個辦公室會診醫師。

踏入二〇〇四年，很明顯我得的是帕金森氏症早期症狀。到目前為止，我的病況還未超出雙手顫抖的程度，還可以打網球和高爾夫，甚至還可以玩潛水。事實上我差不多什麼事都能做——除了替別人動手術。起先這讓我很難受；其實就算幾年之後，我有時還會夢到正在做腦膜瘤切除手術（我的最愛）。可是到了現在，我已很少想到那段當外科醫師的日子了。

而儘管歲月流逝，且這個領域出現了無數改變，我依然相信這本書與現今世代息息相關。《神經外科的黑色喜劇》的重點不是技術，甚至不是醫療，而是疾病的人性面，談的是那些被病魔折磨的人的人性層面，以及像我這樣的新手學習處理病痛時的人性層面。這些面向是不受時間限制、歷久彌新的。

至於我，我感覺到我的人生循環可能快要完滿回歸了。慢慢地，我從醫治病患的人轉變為病患。總有一天，也會有藥石失靈的時候，而我也會需要裝一個腦刺激器。那麼，當電極插進去，空氣打到我的腦袋上時，我還會是原來的我嗎？但願不會。我希望我會好轉。

一切，不就是這麼一回事嗎？

法蘭克．佛杜錫克醫師

二〇〇七年八月四日

譯後記

生死一線間

吳程遠

就在譯完了第六章的那個夜晚，坐上一輛計程車。司機大概五十多歲，男性，很斯文的模樣，鼻梁上架著一副粗黑邊眼鏡，開車不徐不疾，讓乘客很有安全感。車上，巴哈的大提琴樂聲悠悠響起，一切是那麼的平和。

車子就這樣平順地前進著，突然，迎面一輛黑色大轎車越過馬路中線，直直地向我們衝過來。司機先生趕忙煞車，緊跟在我們後面的好幾輛車相繼受到骨牌效應的影響，一輛接一輛緊急煞停，喇叭聲大作，有幾輛摩托車差點撞在我們車子上或互撞在一起。千鈞一髮間，黑色大轎車貼著我們間不容髮地開了過去，超越了它原先要超越的車子（基本上，整條馬路上的車子被這大黑車嚇得全停下來了），一下子便已無影無蹤。一切再度回復正常。

脾氣甚好的司機先生終於忍不住，咆哮起來。「這傢伙真不是人！這種人根本不應該准他開車，早該關起來！」還有，「真是神經病！」

我心裡不禁想起第六章裡車禍受傷的女孩雪莉，整件事情對我而言真是上天賜予的一場現成啟示：意外與平安，原只在一線間！有趣的是，接下來司機先生開始告訴我為什麼他會如此激動。

「你不知道，事實上我移民美國好多年了，半年前回來，閒著無聊才開計程車，這半年來看過太多車禍了，而這裡的救護設施也太差。上星期有個晚上，我在建國高架橋上看到兩輛車撞在一塊兒，兩輛車都撞得稀巴爛，一個乘客死了，另一個爬出來躺在地上。我停下車來替他打大哥大求救，但救護車久久不來，終於抵達時，我發現救護車上什麼醫療設施都沒有，我跟救護車上的人說：『你哪叫什麼救護車，簡直就是棺材車嘛！』你知不知道美國的救護車內設施之齊全，簡直就像個小型醫院似的，他們還會用直升機將傷者緊急送去醫院呢，我有個朋友就是靠直升機內的設施保住一命，撐到醫院裡救回來的。」

聽著聽著真的覺得神奇萬分，很想問他有沒有看過一本叫《*When the Air Hits Your Brain*》、中文版將叫做《神經外科的黑色喜劇》的書，認不認識法蘭克・佛杜錫克醫生？因為他跟佛杜錫克說的簡直是同一個道理，說話的調調也很像，實在太巧合了。

後來我告訴他，前不久我才剛將佛杜錫克的一席話從「英文譯成中文」。而且，「由於我們沒有繫上安全帶。因此如果發生嚴重車禍，我們頭部會受到重創，可能要動腦部手術，相反，如果我們都綁上安全帶，那麼受傷的部位將會是下腹部，也許小腸破裂，『分別在於，小腸很容易就可以縫好，腦袋撞壞了要救治就很困難了。』」

司機先生聽了我的話，沈默了一下，突然將安全帶繫上，說：「其實在美國開車時，我都有綁安全帶。」

這一次小小的巧遇，讓我高興了很久，因為很罕有地，我應用了一些從書上學到的知識，「也許」救了別人一命。（起碼使他趨吉避凶吧。）

事實上，自從數年前讀到佛杜錫克這本書的英文版本之後，書中的許多情節及想法，就經常在我腦海中浮現。

我開始有一種大夢初覺的醒悟，真正體會到人不應問為什麼會有生、老、病、死，而應該直截了當地接納這個過程，接納「時候到了上一代就要退下來讓位給下一代」（第十二章）此一事實。但在這過程當中，我們還是可以做很多事，好好享受生之樂趣。我會想到第十章裡的小嬰兒瑞碧卡，在她短暫、充滿苦難的生命末期，當她看到「老朋友」時，還是會「突然笑起來——儘管笑容有點扭曲。她的眼睛睜得大大的，很高興地轉著頭，努力掙扎著要抬起一雙癱瘓的手來抱我……」。

我經常想，瑞碧卡所展現的，是極其純粹的生命力量，是要爭取「活下去」的權利。小嬰兒如此，大人也一樣，第八章裡的比利就是一個好例子。

另外經常想到的，當然就是許多從事醫療工作的人。我想，他（她）們對這些問題恐怕是感受最深的了，因為他們每天都要面對生老病死的問題。要像佛杜錫克所說的，關心病人卻又不能太投入感情，實在不容易。

但正如作者所說，「我們看到的都是沒人想看的場面。然而，人類心靈光輝高貴的一面，最後永遠能光照黑暗、衝破醜陋，最惡劣的悲劇也可能是最有啟發性的。」

那天晚上抵達目的地下車時，我跟那位見多識廣的司機先生互道珍重，感覺有點像第八章末尾比利跟佛杜錫克道別時說的話：「好像有人讓我重新再活一次那樣……」

也許讀者讀完這本書之後，也有類似的感覺？

願大家平安，生命巨輪穩定地往前滾動。

國家圖書館出版品預行（CIP）資料

神經外科的黑色喜劇／法蘭克．佛杜錫克（Frank T. Vertosick）著；吳程遠譯. -- 第三版. -- 臺北市：遠見天下文化出版股份有限公司，2020.12
面；　公分. --（健康生活；195）
譯自：When the air hits your brain : tales from neurology
ISBN 978-986-525-018-8（平裝）

1. 佛杜錫克 (Vertosick, Frank T.)2. 神經外科 3. 通俗作品 4. 美國

416.29　　109019869

健康生活 195

神經外科的黑色喜劇

When the Air Hits Your Brain: Tales of Neurosurgery

作　　者 — 法蘭克・佛杜錫克（Frank T. Vertosick）
譯　　者 — 吳程遠
審　　訂 — 魏志鵬醫師

總 編 輯 — 吳佩穎
責任編輯 — 吳育燐、林韋萱（特約）
封面暨版型設計 — 江儀玲
校　　對 — 呂佳真

出 版 者 — 遠見天下文化出版股份有限公司
創 辦 人 — 高希均、王力行
遠見・天下文化 事業群榮譽董事長 — 高希均
遠見・天下文化 事業群董事長 — 王力行
天下文化社長 — 林天來
國際事務開發部兼版權中心總監 — 潘欣
法律顧問 — 理律法律事務所陳長文律師
著作權顧問 — 魏啟翔律師
社　　址 — 台北市 104 松江路 93 巷 1 號 2 樓
讀者服務專線 — 02-2662-0012　傳真 — 02-2662-0007；02-2662-0009
電子信箱 — cwpc@cwgv.com.tw
直接郵撥帳號 — 1326703-6 號　遠見天下文化出版股份有限公司

排 版 廠 — 辰皓國際出版製作有限公司
製 版 廠 — 東豪印刷事業有限公司
印 刷 廠 — 中原造像股份有限公司
裝 訂 廠 — 中原造像股份有限公司
登 記 證 — 局版台業字第 2517 號
總 經 銷 — 大和書報圖書股份有限公司　電話 — 02-8990-2588
出版日期 — 1999 年 3 月 31 日第一版第 1 次印行
2023 年 11 月 9 日第三版第 3 次印行

WHEN THE AIR HITS YOUR BRAIN
by Frank T. Vertosick, Jr., M.D.

定價 — NT 400 元
書號 — BGH195
ISBN — 978-986-525-018-8

天下文化官網 — bookzone.cwgv.com.tw